大是文化

家裡必須常備本書以便查閱、正確處理。



# 過敏解方全書

你一直忍受的不適，其實是過敏。**世界過敏組織指定、首爾九大權威醫生告訴你**，如何預防與擺脫。

首爾大學醫院過敏內科權威
趙相憲等九位名醫——著
林育帆——譯

目錄

推薦序

# 過敏，是從小跟你到大的敵人

前臺北榮民總醫院兒童醫學部過敏感染科總醫師／顏俊宇

從嬰兒呱呱墜地後，有些寶寶因為遺傳體質，開始出現一系列有時序性的過敏疾病，最一開始出現的會是腸胃道過敏，寶寶可能會有嘔吐、肚子痛、拉肚子、最嚴重者甚至有血便的症狀，這時候喝母奶或水解奶粉可以減少腸胃道過敏。

接著幾個月大後，家長可能會發現寶寶身體常常出現濕疹，假如這時沒有減少過敏原刺激、勤擦乳液保濕或適時使用類固醇藥膏控制，一到兩歲後，嬰兒濕疹會變成更難搞的異位性皮膚炎。

小孩暴露於過敏物質的時間假如繼續拉長，兩歲開始後，過敏性鼻炎及氣喘的機率就會大大爬升，這個恐怖的「過敏進行曲」，一旦開始運作就會像星星之火，綿延不絕的燃燒，影響全身器官甚至危害健康。

全世界十八歲以下孩童最常見的慢性病不是糖尿病，也不是高血壓，其實是「過敏性鼻炎」，從臺灣全國性健保資料庫研究（二〇〇〇年至二〇〇七年）中也發現，兒童及青少年過敏性疾病的盛行率約為：異位性皮膚炎一〇％；過敏性鼻炎三八％；氣喘一六％，過敏性疾病真的很常見，因此不容忽視！

加上資訊爆炸的現在，關於各種過敏性疾病的網路資料多又雜，許多家長其實對於過敏疾病的照護也有不少錯誤認知。比如有些家長認為：「小孩過敏性鼻炎沒關係啦！早上流流鼻涕，鼻塞一下而已，習慣就好。」殊不知假如長期沒有控制過敏性鼻炎，會嚴重影響到小孩的生活及認知功能，如睡眠品質下降、造成上課疲憊、注意力不集中、過動、焦慮、憂鬱、學業表現不佳等。

另一方面，也遇過心急如焚的家屬，因為小孩患有異位性皮膚炎，而導致皮膚癢不斷搔抓，造成流血、化膿而感染，哭著跟我們說，小孩情緒憂鬱，還因為皮膚狀況很嚴重而被排擠，求我們救救她的小孩。

不過現在大家有福了，讀完《過敏解方全書》後，應該很多疑惑都會瞬間晴朗。此書濃縮了來自首爾大學過敏學教授專家們多年的診治經驗與知識，細讀每個章節後讓我感覺醍醐灌頂、受益良多，本書把生硬的知識以生活化的方式表達給大家，其中，我很喜歡書中針對免疫治療的一句話：「假使躲不過就要戰勝它。」

首先就是遠離過敏原，使用防塵蟎寢具、空氣清淨機、除濕機等，改善居住環境、減少刺激來源，身體就減少過度的免疫反應，平時要正確保養、適時用藥，不要等到大發作才看醫師。最後一步還有免疫治療，讓免疫系統與這些過敏原慢慢耐受，與過敏和平共存、甚至戰勝過敏原。

書尾還有二十九個常見問題Q＆A，都是我平常門診會被家屬問到的問題，大家看完後對過敏疾病照顧會有更透澈的了解！推薦這本書給大家，看完此書就像大師幫你打通任督二脈，面對過敏疾病進行曲更能從容應對、無所畏懼。

前言

# 韓國九大權威醫生所寫的過敏解方全書

對我們而言，過敏這個詞如今早已變成再熟悉不過的用語，平均每兩戶人家就有一個過敏患者，發病率相當高。支氣管哮喘、過敏性鼻炎、異位性皮膚炎、食物過敏、藥物過敏、蕁麻疹、血管性水腫、昆蟲過敏，以及會引起全身過敏反應並危及生命的過敏性休克等，確實有形形色色的過敏病患在我們周圍。

有別於一般的認知，過敏是常見且由無害因素所引起的疾病，不僅是降低生活品質的極大原因，也容易發生難以查明病因的情況，因此需要專業的診斷與治療。以一名偶爾吃豬肉會休克的患者為例，豬肉中含有的極少量抗生素是誘因物質。

某天，在門診碰到的蝦子過敏患者，在吃了以蝦醬醃漬而成的泡菜作為配料的冷麵後，因引起過敏反應而送到急診室。像這樣一旦過敏，往往會產生我們難以想像的巨大免疫反應——「過敏反應」，甚至有可能會危及生命。基於這樣的理由，過敏有時也會成為電影或戲劇的主要題材。雖然是好久以前的電影了，但是美國電影《推動搖籃的手》（*The Hand That Rocks the Cradle*）依然被評價為出色的驚悚片，劇中主角的氣喘重症被視為將劇情推向高潮的要素，而不是犯人令人出乎意料或鮮血四濺的場面；受到世界各地熱烈好評的韓國電影《寄生上流》中，也有出現主角們借用水蜜桃過敏而趕走對水蜜桃過敏的管家的場面。

過敏性疾病在過去生活困苦的年代並不常見，但是現在為何會增多呢？過敏性疾病是遺傳因素與環境因素同時作用所發生的。父母患有過敏性疾病，他們的孩子多半也會患有過敏性疾病，簡單來說，孩子的體質與父母的體質雷同，而這跟從父母身上得到的基因有關。

近來，全世界過敏性疾病之所以會增加，主要是受到環境的影響。環境衛生保健良好的先進國家過敏性疾病日益增加，是因為嬰幼兒時期罹患感染性疾病的同時，理應形成抑制過敏的免疫系統卻相對不夠發達的緣故。

對此，醫學界以衛生假說作為說明。還有一個說法是，由於嬰幼兒時期使用抗生素等藥物，導致人體的益生菌減少，進而使免疫失衡。

不久前，我去了一趟位於美國蘭開斯特縣（Lancaster County）的艾美許村。十八世紀時，艾美許人（Amish）為了躲避宗教迫害，從歐洲遷往美國，至今依然拒絕使用電力等現代文明，靠著昔日的方式過著農耕與畜牧的生活。

艾美許社區的人鮮少罹患過敏性疾病；反之，同一時期遷往美國並過著美式文明生活的胡特爾派人（Hutterites）過敏性疾病的發生率與一般美國人相近，跟艾美許人相比，高出五倍之多。莫非這是隨著現代文明帶來的便利與益處所造就出的影響？

當今我們生活在網路與 YouTube 等，眾多訊息氾濫的資訊爆炸時代，可是，在層出不窮的資訊中，真正有益且能派上用場的資訊卻極其有限。毫無科學根據的民間療法或健康食品廣告漫天飛、到處充斥著難以判斷的改善體質祕方、來路不明的健康食品也誇大主張其效果，錯誤的生活管理資訊更是不可勝數。

身處在這種資訊盲目的大海中，我希望提供讀者們值得信賴的過敏資訊，並讓過敏患者透過適當的生活照護與治療，享受健康人生，於是撰寫了這本書。韓國於一九七九年，在首爾大學附設醫院成立過敏內科，而在二〇一九年，迎來進行專業過敏性疾病治療的第四十個年頭。

本書集結了首爾大學醫院總院、盆唐首爾大學醫院、獵鷹醫院、江南中心的過敏內科醫生們，一起撰寫對過敏患者有實質幫助的書。而本書也減少使用醫學用語，並以實際案例為核心，撰寫淺顯易懂的內容，其中包含諸多關於過敏性疾病及改善免疫的資訊，期許能成為追求健康幸福人生的現代人的實用讀物。

# 第 1 章

# 你一直忍受的不適，其實是過敏

過敏很棘手。之所以會說棘手，首先是因為我們無法從名稱加以推測，它就像頭痛、胃炎或高脂血症（按：血液中的膽固醇、三酸甘油脂增加、血脂異常）一樣，無法憑直覺得知到底是哪裡出問題。因此，就算你覺得自己過敏，也難以決定該去哪裡醫治。

矛盾的是，過敏之所以棘手的另一原因是「太常見了」。今天早上上班途中在電梯裡瘋狂打噴嚏，打到眼淚、鼻水都流出來的樓上學生；地鐵鄰座拚命吞下倒流的鼻涕，而惹來其他乘客頻頻皺眉的大叔；每晚為蕁麻疹所苦的金科長；只要一感冒就會喘不過氣，支氣管不好是家族遺傳而來的珉宇媽媽，他們全部都有過敏。

在韓國，每一千人就有三百到四百人是鼻炎患者，約有五十人患有慢性蕁麻疹。如果再加上所有種類的癌症，每一千人約有四・五人得病這點來看，過敏的確是日常疾病。因此，有許多人覺得過敏只是有些不舒服，忍一忍就過去了。站在醫生的立場，這才是最棘手的地方（按：根據臺灣衛生福利部統計處的「世界過敏性疾病日衛生福利部統計通報」資料顯示，民國一〇六年國人因過敏性疾病就醫約三百四十一萬人，就診率為每十萬人口一萬四千四百九十五人）。

導致現代人生活品質下降的最大原因之一，就是許多人都患有的過敏性疾病，卻不知道「這到底是什麼疾病？」、「這是一種病吧？」、「該去哪裡接受什麼治療？」、「該如何照護？」

大家在錯誤資訊的洪水中不知所措，又花大筆錢在未經證實的治療上，為了讓大家好好認識這個難治之症，才有了這本書的開端。

## 所謂的過敏（Allergy），是什麼意思？

這個詞源自希臘語「allos」（不同的）和「ergos」（反應），這兩個語源所合成。起源於奧地利的細菌學家兼醫師克萊門斯・馮・皮爾奎（Clemens von Pirquet）在用馬血製成的抗毒素治療白喉傳染病（Diphtheria）途中，觀察與白喉無關的症狀所產生的東西，並稱之為「allos ergos」。

只要想到「不同的反應」（或反應的變形）的語源，要了解過敏就容易多了。

從二十世紀起，人們才開始直接使用過敏這個語詞。

## 過敏，是因為免疫軍隊無法辨別好壞

既然都說要以「讓過敏不再難懂」為目標，那就簡單從說故事開始吧！數百年來相處和睦的善良國民所居住的和平島國上，有新生物到來。

在海邊捕魚的十多名漁夫率先發現這個新生物，其中八人開始用手上的工具攻擊這個入侵者，其餘的人為了向國王與為數不多的侍衛稟告此重大事件，便跑向最鄰近的村莊。

漁夫們在村莊入口遇見牧羊的農夫，而聽到入侵者消息的農夫，便從鄰家農夫中選出力大無窮的人，派他們前往事發海邊。另一方面，聽到入侵者消息的農夫也坐上村裡速度最快的馬車，前向國王與侍衛稟告這個消息。

為使王宮裡的人看得一清二楚，留在村子裡的商人們生起火來，藉由煙霧發出信號。最後，整個國家得知外來生物入侵島國的消息，鬧得沸沸揚揚。雖然該生物也不甘示弱，但是在迅速應對的漁夫與隨後趕到的農夫雙方合作之下，最終束手就擒，被抓去王宮了。

該生物可能是導致國家滅亡的邪惡種子；也有可能像誤入小人國的格列佛一樣（按：《格列佛遊記》〔*Gulliver's Travels*〕的故事一部分），不會造成任何威脅。然而，島國的國民以入侵者是「新來的」，也就是「非本國國民」為由，因此不得不攻擊他與逮捕他。原因是，萬一沒有加以抵制新生物還接納他，以致日後他在國內為非作歹、引起騷動，僅此一個的王國可能會就此瓦解也說不定。

人體也會發生上述的故事。我們體內的細胞猶如和平島國上的海濱漁夫，一旦看守最前線的免疫細胞碰上陌生的外來物質，人體便會自行攻擊，並且採取防禦姿態。尤其是為了對抗長久以來造成人類死亡的最大原因，同時也是恐懼對象的傳染病。

免疫是人體不可或缺的功能，之所以會一路發展而來有其必然性。在查明外來物質是好是壞之前，人體會先盡可能防禦，可說是相當靈敏的軍隊（免疫細胞）。可是，即使確實做好防禦工作，別人可以接觸的狗毛、花粉，甚至是對身體有益的堅果，人體皆會逐一產生反應，這也不是什麼好事。這種與眾不同的反應，其中必有蹊蹺。

自從十萬多年前智人誕生之後，拜愛德華・詹納（Edward Jenner）和路易・巴斯德（Louis Pasteur）的革新（疫苗與殺菌法）所賜，我們與細菌之間的關係顯得較不緊繃的十九世紀為止，人體適應了相對單純且毫無變化的外在環境，度過安穩的歲月。

如果是外界物質，也許是各式各樣的微生物或毒素，是它們使善於與之抗衡的免疫細胞越來越發達。然而，近兩百多年來，我們的周遭充斥著人體軍隊難以判斷是好是壞的新物質。假如人體尚可容許，讓新物質進入體內再適應是否為明智之舉，或是要為了以防萬一而更謹慎的採取防禦姿態，我們其實難以判斷。

雖然會為了「不准有過敏反應」和「要為生存而戰」所苦惱，卻沒有正確答案。總而言之，因後者所引起的反應正是過敏。

## 過敏的人，體內究竟發生了什麼事？

某種物質跟自己合不來，每次都會惹出麻煩事。雖說如此，它也不是帶有毒性的物質，也不會引起其他人的任何反應，這就是所謂的「過敏反應」。對別人而言無傷大雅，但是在我身上卻會引起問題，我們稱該物質為過敏原。

對大部分的人來說，過敏原是無害的，可是它為什麼只折磨我呢？那是因為體內的免疫細胞經過訓練，使身體對該物質產生過度反應。免疫細胞經學習後能記住某過敏原並對其產生反應，我們稱之為「致敏化」（sensitization）。由於我們出生前未在母體內完成致敏化，因此幾乎沒有人一生下來就完成致敏化的過程。

人的一生中會一再碰到各種物質，「哦？這不是源自於我？」當人體辨識出該物質後便會啟動免疫功能，準備與它對抗，同時也會記住該物質，這就是過敏反應的準備過程。

好，假使那傢伙大膽的攻進做好萬全準備的體內呢？身體重複遇到特定外界物質時，已記住該物質並做好準備的免疫系統，便會以相當敏捷的速度對入侵者做出反應。肥大細胞（mast cell）是最前線的前鋒，在五到十分鐘之內會與具有監視雷達作用的免疫球蛋白E（Immunoglobulin E，簡稱 IgE）結合，進而活化並大量分泌能引起搔癢、浮腫、膨疹（wheal）的組織胺等物質。

由於此物質強而有力，幾分鐘的時間內，便會誘發呼吸道收縮或血壓下降等全身性的反應。除此之外，還會分泌各種引起發炎的物質，如細胞激素，讓身體持續出現過敏反應（稱為遲發性反應）。

## 不幸不會獨自上門——過敏是一種進行式

令人遺憾的是，過敏者通常不會只患有一種過敏性疾病，多數情況下會連帶牽動罹患其他過敏性疾病。

年幼時因胎火（**按：指新生兒紅通通的皮膚**）和異位性皮膚炎讓父母操心還不打緊，長大後膚況改善，好不容易苦盡甘來，卻時常因為鼻塞而無法好好呼吸。為什麼會這樣呢？雖然未必全然皆是，但是多數過敏者都會相伴出現異位性皮膚炎、鼻炎或氣喘，原因在於身體的免疫系統早已經致敏化，因此才會發生這樣的現象。

皮膚過敏和食物過敏通常好發於新生兒時期至上幼兒園前，隨著進入學齡期，鼻炎和氣喘的症狀將會有逐漸增加的傾向。相較於一般孩子，年幼時曾有胎火問題的孩子長大後容易食物過敏，開始吃副食品後會出現食物過敏的問題，七到八歲時最明顯，之後就會逐漸趨緩。食物過敏問題趨緩後，約莫到了上幼兒園的時候，會開始產生鼻炎問題，以流鼻水、鼻塞、頻頻打噴嚏為主要症狀。度過鼻炎時期後，緊接著是有支氣管症狀的氣喘問題。雖然並非每個人都會出現一模一樣的所有症狀，但是有過敏體質的孩子，長大後較有可能罹患其他過敏性疾病。

像這樣隨著年紀增長而接連出現各種過敏性疾病，我們稱之為「過敏進行式」，而這經常發生在年幼的過敏患者身上。

無論是異位性皮膚炎、鼻炎還是氣喘，在體內發生的現象（機制）只有一個，那就是皮膚、鼻腔黏膜和呼吸道黏膜會針對身體感到陌生的外來入侵者展開防禦與戰鬥行動。

## 每到秋天我們一家人就會不舒服？

我們認為身體出現的過敏現象，在潛移默化之中深受環境的影響，身體突然起疹子或流鼻水時，我們會回想「我誤食了什麼嗎？」、「最近發生了什麼變化？」、「該怪環境讓我變得這麼敏感嗎？」、「還是要怪自己天生就是這種體質（基因）呢？」、「到底是哪裡出了問題？」

為了找出這些問題的答案，研究者大規模分析諸多雙胞胎和兄弟姊妹的研究。跟一般兄弟姊妹相比，雙胞胎的基因更為相似，因此只要加以追蹤分居兩地的雙胞胎是否發病，就能得知基因與環境的影響。

結論是基因獲得勝利，從小分居在截然不同的環境下長大的雙胞胎皆出現類似的過敏進行式。這樣的結果告訴我們，環境雖然也會導致過敏性疾病惡化，但是更重要的是，與生俱來的遺傳因素會帶來更大的影響。總歸來說，在基因適應與進化的階段上，帶有大範圍免疫傾向的基因會造就出過敏體質。

## 越愛乾淨的媽媽，小孩越容易過敏？

這段時間基因明明沒有產生變異，但是為什麼現代社會的過敏性疾病盛行率會激增呢？帶有相同遺傳背景時，環境對於引起過敏性疾病會造成莫大影響，尤其是幼年時期的環境，而基因與環境的相互作用也是重要因素。既然如此，什麼樣的環境會助長過敏發生呢？

以前曾有段時間，人們認為過敏性氣喘是感染的結果。在公共衛生設施尚未發達以前，說醫學是與傳染病的抗爭史一點也不為過。感染是人類社會上的致命存在，也是一切健康問題的原因，過敏性疾病也不例外。

在這場人與感染的戰爭中，人類在取得勝利的十九世紀中後期發現了一個有趣的現象。

人類建立起對公共衛生的觀念後，不但環境變得比以前乾淨，感染所造成的死亡也大幅減少了，可是過敏性疾病和過敏反應卻增加了。

科學家為了找出這種現象的起因，進行了各式各樣的研究，進而探究出幼年時期接觸各種微生物的孩子長大後，較不易罹患氣喘或鼻炎等過敏性疾病。在兄弟姐妹打打鬧鬧的環境中長大的孩子，發病率比獨生子女或兄弟姐妹少的孩子來得低。相同的，在鄉下度過童年時光並以大自然為友的孩子，過敏性疾病發病率也比在乾淨都市長大的孩子來得低。

如果今天外星人降臨在和平島國，明天換格列佛上門，漁夫當中有一些人看了他們的長相後說：「欸，我上次見過他們，長這副模樣的是好人啦，不必大打出手。」勸阻了其他人。然而，假使有好一段時間都無人到訪的寧靜海岸上，突然來了從未見過的新生物，卻沒有人出面調解，因此其他人只好立刻投入戰局。

如果減少暴露在各種微生物的環境中，負責抑制免疫反應的免疫細胞會減少活動，進而使過敏反應發揮到最大值。

自一九八〇年代後期起，這項人們積極執行的研究，在過敏學的歷史上有重大意義，至今依然以衛生假說（Hygiene hypothesis）的名稱被人們所大量引用。可是，衛生假說同時也遭受諸多撻伐。活在現代的每個人將手洗淨後再吃乾淨的食物，跟二十世紀初社會上的微生物因汙水處理設施進步，而出現變化是截然不同的兩回事。

換句話說，不洗手讓自己暴露在細菌之中，具有預防過敏產生的效果，這是錯誤的觀念。如果忽略洗手這件事，非但不能預防過敏，反而還會染上流行性感冒這類急性傳染病。

以前的衛生假說主張在更髒亂的環境下，度過童年的孩子過敏發病率較低，這點讓我們自然聯想到最近的研究趨勢是，人類試圖從棲息在人體中的微生物群體（microbiome）的變化中尋找發病原因。問題就出在人體內的微生物生態系統受損了，而不是因為暴露在外界微生物當中。

常存於健康的人腸道、呼吸道、皮膚中的微生物對於維持免疫平衡相當重要。有許多研究結果指出，正常微生物叢的異常變化會導致過敏性疾病增加，而且其重要性逐漸提高。

既然如此，是什麼破壞了處在現代社會下健康微生物群的平衡呢？破壞健全微生物環境的原因有過度使用殺菌劑與清潔劑、濫用非必要的抗生素、偏愛速食而非天然食品的飲食習慣、持續暴露在各種化學物質（病態建築症候群、食品添加物等）中。

儘管人體的免疫系統在人類誕生後，經過長期累積下來的經驗，現在早已習得與好菌和平共處的方法，但是還尚未練習該如何接納各種新的化學物質。因此，當陌生物質不斷入侵時，便會破壞微生物生態系統的平衡，進而使人體出現過敏的免疫反應。

雖然也可以補充各路媒體所說的「優質微生物」乳酸菌，不過最根本的辦法是，我們要努力讓自己的生活更貼近大自然，這才是基本的優先條件。

## 咳嗽長達半年、全身起紅疹……該看哪一科？

我們通常對於根據人體器官命名的診療科別感到熟悉，如消化內科或皮膚科，因此假如提到「過敏內科」的話，會無法立即想到該去哪裡接受治療。我們多半認為過敏單純只是起疹子等，皮膚上出現異常反應或鼻炎的一種原因，實際上並不然。過敏包含因過敏免疫反應而出現的所有全身症狀，其範圍遠比想像中來得廣泛。

雖然有些是皮膚科或耳鼻喉科普通門診常見的症狀，但是一年之中也會遇到一、兩次連過敏專科醫師都鮮少碰到的情形。再者，有些案例在當下是十分危急的；也有一些令人相當擔心的案例，看似毫無異狀，可是在過敏內科醫生眼裡，如果置之不理可能會發生危險。

輕微的過敏症狀大概冒一、兩顆疹子就沒事了，但是嚴重的情況下，可能會因血壓低、呼吸道收縮等因素而在幾分鐘內發生休克的駭人反應。尤其在毫無適當對策的情況下，一再暴露於過敏物質中會促使過敏反應增強，不就醫、自己硬撐是相當危險的事，因此務必向專科醫師諮詢，藉此診斷與預防。

需要過敏相關的專業診斷與治療的另一原因是，人們往往認為那是一般症狀而忽略它，卻沒想過它會降低生活品質。許多人只當打噴嚏、流鼻水、搔癢感是不影響日常生活的症狀，或是認為那是體質所致，因此一再隱忍，不當作一回事。

## 以下症狀皆為過敏

- 每年只要一到春季，眼睛和鼻子就會開始發癢，並且伴隨著咳嗽。咳嗽咳兩到三個月還是咳不停，接下來換支氣管發出怪聲，連呼吸也不順暢。每年三到五月活得生不如死。
- 即使照胸部電腦斷層，醫生依然說肺部沒有異狀，咳嗽咳了整整六個月還是咳不停。每到晚上喉嚨就癢癢的，不但伴隨著乾咳，喉嚨還會卡痰。
- 只要運動完，全身上下就會起疹子。礙於運動後淋浴時都會起疹子，而嚇到不敢去運動。
- 吃完炸醬麵或泡麵後跑去運動，運動途中曾暈過去好幾次。平時吃麵食明明安然無恙，再怎麼說也不像是對麵粉過敏，可是有一次卻全身起疹子，不僅喘不過氣，整個人覺得頭暈目眩。
- 只要服用感冒藥物，眼睛就會腫起來。
- 如果身體感到疲憊，嘴唇和上眼皮會無緣無故腫得很厲害，還以為是不同人。一年中會發生一、兩次，但是無法預測什麼時候會發生，一旦發生根本無法外出。不知道症狀何時會出現，令人感到非常不安。

- 吃水蜜桃、櫻桃、蘋果等水果時，嘴巴周圍會變紅，喉嚨也有刺痛感。
- 使用顯影劑做電腦斷層檢查後，頸部和臉部周圍冒出十顆左右的疹子，上眼皮也腫起來。
- 吃完辣燉海鮮後髮根處起紅疹，隨後擴散到全身上下，接著視線突然變得模糊不清，再來就失去意識了。以前有幾次吃完辣燉海鮮後覺得身上癢癢的，可是像這樣這麼嚴重是第一次。
- 在使用抗癌藥物的病房裡工作，上班時飽受皮膚起疹子和呼吸困難所苦。休假時症狀好轉，可是只要一進到病房裡，不到幾小時症狀又會復發。
- 只要刮到皮膚，刮到的地方就會泛紅、腫起來。
- 去掃墓時，途中被蜜蜂螫到，一開始被螫到的部位腫了起來，後來突然喘不過氣，接著就頭暈昏了過去。
- 戴手鍊或耳環的地方皮膚會發炎，為此吃了不少苦頭。

假如從小就有症狀，更有可能會有這樣的想法，可是以專業的觀點來看，這代表症狀已經惡化了。由於人們帶有西藥很毒的偏頗認知，因此極有可能連想要好好養病再享受舒適人生的機會都沒有。

排除過於嚴重的情形，大部分的過敏症狀可以靠簡單的藥物治療加以控制。反之，如果平時疏於管理的話，一旦突然惡化便得使用更強效的藥物才行，因此平時就要持續照料過敏症狀。

島國漁夫因出現外來生物而不時受到驚嚇，並且出現過敏反應，所以我們要好好安撫漁夫的躁動情緒，避免他們的情緒突然爆發。

**過敏治療可以從三大層面了解：一是控管目前患有的症狀，二是預防日後會產生的症狀，最後是讓變敏感的免疫系統正常化。**

進行過敏診療時，最常聽到的話就是：「我是因為免疫力下降，才會這樣的對不對？」許多人到處打聽有助增進免疫力的保健食品，再砸大筆金錢買來吃，但不見成效。對過敏毫無專業認知或基本治療的情況下，光靠保健食品不可能改善氣喘、鼻炎、異位性皮膚炎和蕁麻疹，沒有惡化就要謝天謝地了。

相較於其他人，有過敏傾向的人會對各種物質起過敏反應，而保健食品通常含有濃縮的高含量特定成分，更沒有副作用的詳細相關資訊，因此務必要留意。

首先，過敏與免疫力下降相差甚遠。免疫力下降意指妥善處置病菌等外來入侵者，藉以保護體內安全的免疫系統故障了。站在醫學觀點來看，察覺到免疫力下降的情況不是太常感冒或肺炎一再復發，就是健康的人出現帶狀疱疹等，不常得到的感染症狀；另外，正在接受特定抗癌治療，或是因感染後天免疫缺乏症候群（human immunodeficiency virus，簡稱HIV）而罹患愛滋病時，免疫力會變差。

過敏的情況與之不同，嚴格來說，過敏是免疫系統對各種物質產生過敏反應，這並非免疫力下降，應該說是有些免疫反應變得太強才對。話雖如此，但這不代表身體更能應付病菌，更準確的說法是「免疫失去平衡」。

「體質」意指我們所熟悉的生理性質或健康特徵，透過這個詞語所包含的概念便能理解因各種因素而變得過於敏感的免疫力。免疫系統一旦形成就不容易改變，受到外部刺激而過度提高的敏感度在維持一段時間後，只要經過適當冷靜與調節，久而久之就會再度消失，但是短時間內要讓變敏感的免疫力恢復正常是不可能的。

更重要的是，控制並穩定目前症狀才是當務之急。明明每天早上流鼻水、每天晚上因蕁痲疹而無法入睡，卻說要想辦法根治，然後開始尋找增強免疫力的產品，這簡直是前後矛盾的事。

沒有其他疾病像過敏性疾病一樣，治療效果既好，治療前後生活品質差異又大。依症狀找到最適合自己且沒有副作用的藥物，然後持續做好疾病管理，並享受幸福人生，這才是治療過敏的核心。再者，透過確實檢查症狀惡化的因素以及聽取專家對生活管理的建議，加以預防症狀復發，這點也相當重要。

## 為了生活品質務必照料的疾病

早在古希臘伯里克利時代的醫師希波克拉底（Hippocrates）的醫學時代之前，便已存在免疫失去平衡、免疫系統敏感的人類，甚至留有過敏性疾病曾經存在過的紀錄。

然而，眾所皆知，進入現代社會後，過敏已是急遽暴增的疾病。數十年前，全世界罹患異位性皮膚炎的孩子並不常見，過敏性鼻炎患者也不像現今一樣多，是新環境造成我們的免疫系統產生混亂。

長大成人後，突然出現過敏反應時，我們通常會想：「我誤食了什麼嗎？」並將矛頭指向食物。可是多數情況下，我們平時常吃的食物並不是真凶。

費了一番功夫做好室內裝潢才搬進去的新家、每天都要叫來吃且戒也戒不掉的宵夜中含有的調味料、為了營造清新氛圍而放置的芳香劑、為使浴室乾淨整潔而使用的強效清潔劑、明明沒必要卻濫用抗生素導致好菌減少、懸浮微粒（Particulate Matter，簡稱PM）等，以上都是最有力的候選人。

再加上龐大壓力和不規律的睡眠習慣，都是助長發病的惡化因素。雖然過敏性疾病是否發病，遺傳性因素占有舉足輕重的影響力，但是進入現代社會後，因疾病而飽受痛苦的患者之所以會急遽增加，絕大部分要歸咎於新的惡化因素。

結論是，變敏感的免疫反應會對塵蟎、花粉或動物毛髮等，一般較為無害的物質，誘發不必要的過敏症狀。

環境不斷改變，而人類學會了適應環境的辦法，這促使人體也持續面臨新環境。我們無從得知過敏究竟是適應不良的產物，還是太快適應未來的結果。然而，有一件可以肯定的就是，過敏比任何疾病要來得更容易照料，這跟「過敏難以治療」的傳統觀念相反。

只要治療過敏便能改善生活品質，讓生活更幸福，變得更幸福後，過敏也會隨之好轉。不過，為了讓良性循環好好持續下去，人類必須以經證實的諸多根據為基礎，透過正確方法來接受治療。相信這本書將會是照護過敏疾病、使人幸福活下去的最佳指南。

# 第2章

# 一直流鼻水、鼻塞，這是感冒還是過敏性鼻炎？

正在待業的俊鎬因傷風感冒而吃盡苦頭，一年多達十次以上，甚至會對日常生活帶來不便。雖然感到不舒服，但是因為從十歲起就一再上演這樣的毛病，使他認為一切都要怪自己體弱多病，所以總是不以為意。即使醫院開藥給他，他也只有當下會服用。如果沒吃藥又會開始生病，症狀嚴重時再去藥局買藥來吃，因為他覺得只要撐過那段時間就好了。

然而，今年春天他幾乎每天流鼻水，又礙於鼻塞的關係，使他根本無法好好呼吸。除了流鼻水和鼻塞，身體好像也在發燒，健康狀況變差讓他完全沒辦法專心讀書。年過三十卻找不到工作令他心急如焚，再這樣下去不是辦法。

## 假如流鼻水、鼻塞持續十天以上，那就不是感冒

感冒意指病毒所引起的疾病，通常會出現流鼻水、鼻塞、打噴嚏、喉嚨痛、咳嗽、發燒、肌肉痛、頭痛等症狀，這些症狀大部分持續一週到十天左右就會好轉。

但是有一種疾病必須跟感冒好好區分清楚，那就是過敏性鼻炎。流鼻水、鼻塞、打噴嚏是過敏性鼻炎的主要症狀，有時也會伴隨咳嗽，和感冒很像。然而，這兩個是截然不同的疾病。有別於病毒感染的感冒，過敏性鼻炎是跟病毒沒有任何關聯的過敏性疾病。也就是說，過敏性鼻炎是因為對無害的特定物質產生過度反應，進而導致鼻腔黏膜發炎。引起過敏性發炎的誘因物質稱為「過敏原」，典型的過敏原有塵蟎、花粉、動物毛髮、黴菌、蟑螂、食物

等，引起症狀的過敏原每個人迥然不同。

如同前文所述，過敏性鼻炎和感冒的症狀極其類似，所以難以從症狀加以區別，但是依然有幾個差異。過敏性鼻炎的典型症狀有打噴嚏、鼻水清澈、鼻塞、鼻涕倒流、鼻子和眼睛周圍發癢（參考圖表1）。

如果是過敏性鼻炎，會有疑似發燒的症狀，但是實際上並不會出現高燒（三十八度以上），也不會有肌肉痛、喉嚨痛等症狀。如果是感冒，咳嗽算是常見的症狀；如果是過敏性鼻炎、氣喘、支氣管敏感或鼻涕倒流，則會伴隨著咳嗽這項症狀。再者，如果是感冒，一天下來，症狀通常沒什麼變化；但是過敏性鼻炎，症狀在凌晨或早上較為嚴重，不過只要一到下午，多半就會改善了。

有的過敏性鼻炎症狀只在特定季節才會出現（季節性），有的則是一年到頭都有症狀（常年性）。每到春天就會患上傷風感冒並為此所苦長達一個月以上的人，通常患有季節性過敏性鼻炎。

我們之所以要區分感冒和過敏性鼻炎，最重要的原因

### 圖表1 如何分辨過敏性鼻炎與傷風感冒

| | 過敏性鼻炎 | 傷風感冒 |
|---|---|---|
| 原因 | 花粉、塵蟎、動物毛髮等過敏原。 | 病毒。 |
| 症狀 | 像水一樣的清澈鼻涕、鼻子發癢、突然打噴嚏、鼻塞。 | 黏稠狀的鼻涕、鼻塞、咳嗽、痰、疲憊感、頭痛、發燒、喉嚨疼痛。 |
| 結果 | 持續數週到數個月以上。 | 通常一週內即好轉。 |

是兩者的治療方式不同。有句話說，如果感冒了，吃藥後一週會痊癒，不吃藥也是七天會痊癒，意思就是感冒只要過一段時間就會好轉。病毒是感冒的致因，但是沒有可以治療病毒的藥物。假如有人問：「那為什麼要吃感冒藥？」那我們可以說，是為了要消除症狀所帶來的不適感。

然而矛盾的是，有不少人認為需要治療的過敏性鼻炎可以一忍再忍甚至忽視它，但是，過一段時間後就會好轉的感冒卻非得吃感冒藥不可。

## 過敏性鼻炎，置之不理會演變成氣喘

鼻炎患者中約有三〇％至四〇％患有氣喘；氣喘患者中約有五〇％至八〇％伴隨著鼻炎問題。鼻子和呼吸道其他器官屬於呼吸系統的一部分，從解剖學來看，它們彼此相連，所以分泌物和發炎物質會從鼻子一路往下流到支氣管，因此鼻子的發炎問題才會擴散到支氣管。

如同成語「源清流潔」一樣，只要將上端鼻子發炎的問題處理好，就能保障下方支氣管的健康。沒有人因鼻炎而喪命，但是氣喘卻足以使人致命。除了氣喘之外，假使不治療鼻炎且放任不管它，可能會引起各種併發症，典型的併發症有鼻息肉和鼻竇炎。

鼻息肉是長在鼻腔內側的腫塊，會引起鼻塞，並且擋住鼻竇入口，因此容易造成鼻竇炎。如果引發急性鼻竇炎，通常會伴隨黃鼻涕、頭痛和顴骨周圍的疼痛感，需要以抗生素治療兩到三週。

而慢性鼻竇炎是導致慢性頭痛和鼻塞的原因，假如光靠藥物治療仍無法改善，就需要動手術治療。此外，過敏性鼻炎太嚴重的情況下，可能會有口臭問題，這是因為受到鼻塞影響而改用嘴巴呼吸，使口腔因此變得乾燥，進而容易滋生細菌。再者，鼻炎嚴重的情況下會伴隨鼻竇炎，也會有鼻涕倒流的問題，這時細菌會分解出黏液，同時引起令人作嘔的口臭。

慢性鼻炎通常會讓人一直擤鼻涕，也會因鼻塞而用嘴巴呼吸，多半還伴隨著頭痛。由於注意力和專注力變差，因此會造成兒童學習成效不佳、大人工作效率低的問題。此外，如果小孩子無法好好入睡，總是因鼻塞而經常醒過來，身體將無法正常分泌成長激素，進而影響身高發展，同時也會演變為慢性疲勞。

假如兒童經常張開嘴巴呼吸，臉型將會變得又窄又長（腺樣體臉，俗稱阿呆臉，顏面骨生長異常，臉部拉長，嘴唇厚而上翹，形成特有的外觀），並可能導致牙齒排列不整齊。這些變化會費時多年慢慢發生，因此不容易察覺。

不過，如果早期發現的話，透過鼻炎治療能減少用嘴巴呼吸的問題，改以鼻腔呼吸，因此有必要經由縝密觀察來避免這些併發症的發生。

## 過敏性鼻炎的三大治療法

一、迴避療法：以迴避引起過敏的物質與惡化因素為上策。

跟其他過敏性疾病相同，過敏性鼻炎最重要的治療方式是，找出過敏誘因物質與惡化因素，再加以避開，藉此減緩原本的過敏發炎症狀，防止發炎再度發生。

眾所皆知的代表性過敏原有塵蟎、花粉、動物毛髮、黴菌、蟑螂、特定食物等；代表性惡化因素則有香菸煙霧、懸浮微粒、空氣汙染物質、急遽的溫度變化、壓力等。引起症狀的過敏原每個人迴然不同，雖然不是所有情況皆能找出誘因物質，但為了施行迴避療法，首要之務就是找到引起自己症狀的過敏原。

找出誘因物質的檢查包含抽血檢驗和過敏皮膚檢測。皮膚檢測中，最被廣泛使用的是皮膚點刺測試。皮膚點刺測試是將各種過敏原滴在皮膚上，接著用針輕輕扎一下皮膚，讓過敏原進入肌膚表層，靜待十五到二十分鐘後，再檢測皮膚上所出現的反應。一般來說，會在手臂或背部肌膚上面做檢測。

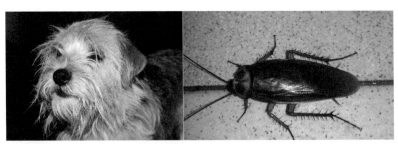

▲ 蟑螂、狗毛等皆為常見過敏原。

二、藥物治療：必須抑制發炎。

如前文所述，迴避過敏原的誘因物質是治療過敏性鼻炎的首要任務。然而，要完美的全身而退其實是不太可能的。

舉例來說，家家戶戶都有塵蟎，因此家裡幾乎一年到頭都可能有塵蟎。再者，我們的肉眼看不到花粉，更躲不過每一季從數百公里外飄來的花粉。既然如此，難道沒有解決之道嗎？最實際的方法是，盡量將自己暴露在誘因過敏原中的可能性降到最低，而某些因為暴露在過敏原中所引起的過敏性發炎則得靠適當藥物加以治療。

●鼻噴劑。

目前所使用的發炎治療方法中，效果最顯著的是噴入鼻腔內的噴霧型態類固醇鼻噴劑。一提到「類固醇」，許多人都知道它是相當危險的藥劑，而且不能長期使用。此話屬實，但是鼻腔內局部噴入的鼻噴劑因為被人體吸收的量極其稀少，因此即使長期使用也很安全。

有一點必須謹記的是，雖然它是直接噴灑的型態，但是並非使用後立刻就會見效，必須持續使用一星期左右，才能抑制發炎，使症狀好轉。

●抗組織胺藥劑。

還有一個廣為人知的過敏性鼻炎治療藥劑，那就是抗組織胺。許多免疫細胞會分泌組織胺，那是引起搔癢、蕁麻疹、水腫、紅腫等，大部分過敏症狀的主要媒介，而抗組織胺藥劑則是抑制組織胺，使各種過敏症狀好轉的藥物。

使用抗組織胺的話，就不會流鼻水。可是，許多人誤以為一旦服用含有抗組織胺的過敏藥物，會因嗜睡、身心沉重而影響日常生活作息。在不會引起嗜睡的抗組織胺藥劑問世之前，此話屬實。

然而，目前使用的第二代抗組織胺，引起這種副作用的頻率相當低，屬於即使長時間服用也沒有抗藥性或中毒問題的安全藥物，因此除了過敏治療藥劑外，感冒藥、暈車藥等藥物也常含有第二代抗組織胺，故服用感冒藥物後，有時也會發生過敏性鼻炎同時好轉的情形。

## 類固醇鼻噴劑真的安全嗎？

類固醇鼻噴劑是兒童也能使用的藥物。跟服用的類固醇相比，它只會直接對鼻子起作用，幾乎不會被人體吸收，因此相當安全。近來主要用於過敏治療的重要類固醇製劑，如合成的類固醇（momentasone）、氟替卡松（fluticasone）、環索奈德（ciclesonide）等，已被證實其安全性，故滿兩歲以上的孩童也能使用，而且長期使用下來也相對安全。

據統計顯示，尚無報告指出須留意成長遲緩或下視丘──腦下垂體軸的異常。局部刺激症狀是鼻腔內類固醇劑（鼻噴劑）最常見的副作用，使用初期可能會出現打噴嚏等症狀，不過持續使用的情況下，刺激症狀將會消失。除此之外，也會發生鼻子感覺乾燥、流鼻血等現象，但是多半為暫時性的。

## 抗組織胺藥物也有世代差異

依據抗組織胺藥劑研發時期，可分為一九四〇年代後所研發的第一代與一九八〇年代後所研發的第二代。

第一代抗組織胺藥效持續時間短，所以一天必須服用多次；第二代抗組織胺藥效持續時間長，所以一天只需服用一到兩次即可。相較於第一代，第二代已大幅減少了最常見的副作用如嗜睡、疲憊感等症狀。再者，一些第二代抗組織胺沒有肝中毒的可能性，因此肝功能不佳的人也能毫無負擔的長期服用。

三、免疫治療——改善過敏體質。

免疫治療是少量注射或服用會引起過敏性鼻炎的誘因過敏原，藉以培養抵抗力，避免該物質引起過敏反應的治療方法。換句話說，這是改善過敏體質的唯一治療方法。

一般來說，會先從維持劑量千分之一的濃度開始，然後再逐漸提高注射濃度。免疫治療後，只要經過一段期間，在現實生活中碰到過敏原時，也能毫無症狀的度日，甚至有部分患者得以痊癒。

適當的藥物治療與迴避誘因物質皆無法掌控症狀時、藥物治療的副作用太嚴重，或是病患因私人因素而難以持續做藥物治療、比起改善體質，更希望找到根本對策的情況下，皆適用免疫治療。

然而，同時患有嚴重氣喘或異位性皮膚炎、病患為嬰幼兒或五十歲以上的患者、罹患嚴重心臟血管（冠狀動脈）疾病、在檢測中未證實過敏原的情況下，皆無法做免疫治療。

如果想要完全改善過敏體質，當然需要相當長的時間。由於免疫治療至少需要維持三到五年，因此勢必得謹慎著手開始才行。再者，可能會有副作用，所以務必請專治過敏的醫生治療。

● 清洗鼻腔。

清洗鼻腔是過敏性鼻炎的非藥物性輔助治療，有改善鼻炎症狀及減少藥物使用的效果。

它能洗掉附著於鼻腔黏膜上的過敏原與各種發炎物質，並能提升因黏液而纏在一起的黏膜纖毛的功能，尤其有利於懸浮微粒或花粉多的季節。

清洗鼻腔時要注意的是，一定要使用生理食鹽水（與人體體液濃度相同的液體）。有時會有人任意將竹鹽放入適量的水中後使用，或是認為使用有鹹度的鹽水消毒效果更佳，那是大錯特錯的。鼻腔黏膜相當敏感且脆弱，萬一長時間暴露在高濃度的鹽水中，極有可能受損。近來在藥局便能輕鬆買到洗鼻器與一次性生理食鹽水。

## 萬一沒有好轉，解決辦法是動手術？

大學生慶完總是鼻塞，覺得好像有東西卡在喉嚨，所以勉強咳嗽試圖咳出異物，卻沒有什麼效果。由於無法用鼻子呼吸，得用嘴巴呼吸，因此總是口乾舌燥，吃飯時也會喘不過氣，非常不舒服。

藉由過敏皮膚檢測，得出塵蟎是過敏性鼻炎最顯著的原因，雖然依院方指示接受藥物治療，可是卻未能改善鼻塞症狀。無法順利呼吸也導致他頭疼，身體狀態總是欠佳。

即使針對過敏性鼻炎進行適當的藥物治療，鼻塞症狀依然沒有好轉，那可能就要考慮動手術了。手術目的是縮小鼻腔內構造的大小，藉以拓寬鼻腔，讓鼻炎症狀獲得改善。鼻骨過於歪向某一側的情況下，會阻礙空氣在鼻腔內部正常流通，使鼻塞症狀惡化，因此要考慮進行歪斜鼻骨的矯正手術。

但是，不建議單獨進行矯正鼻骨的手術，更建議同時進行縮小鼻腔內部構造的手術。動手術不僅有擴大鼻腔空間的效果，使用類固醇鼻噴劑也會更加容易，因此能提高過敏性鼻炎的治療效果。

不過，千萬別以為光憑手術治療就能治癒鼻炎。雖然手術治療對鼻塞症狀相當有效，可是手術過後假使沒有持續使用藥物治療，會加重發炎症狀，使症狀再度惡化。因此，最好是持續進行鼻炎藥物治療，並於必要時考慮動手術。

## 日常的敵人，了解後就能戰勝它

雖然有諸多分類方式，但是傳統的過敏性鼻炎大致可分為，只在特定季節才會產生症狀的「季節性過敏性鼻炎」，和一年到頭都有症狀的「常年性過敏性鼻炎」。

其中，塵蟎是常年性過敏性鼻炎最常見的原因；花粉則是季節性過敏性鼻炎最常見的原因。花粉過敏原會因季節而有所不同，春季是來自樹木的花粉，夏季是來自草地的花粉，秋季則是來自雜草的花粉。只要度過花粉飄飛的季節，花粉所引起的過敏性鼻炎症狀就會隨之消失。

在韓國發現的塵蟎，屬於美洲室塵蟎與歐洲室塵蟎，約有〇．四毫米大，跟多數的蟎類一樣具有八隻腳（按：臺灣居家灰塵中之蟎類，約有十六種，其中以歐洲室塵蟎、美洲室塵蟎與熱帶無爪蟎三種為重要過敏原，但以數量而言歐洲室塵蟎最多，為重要過敏原）。塵蟎在溫度二十五度、濕度八〇％，意即在濕熱且灰塵多的地方最易繁殖，由於牠們以從人類皮膚上掉下來的角質和頭皮屑維生，因此床墊、棉被、地毯、布沙發和衣物上有許多塵蟎。

每一毫克的灰塵上如果有一百隻以上的塵蟎，而這極有可能引起過敏性疾病。溫度達到攝氏七十度以上或低於零下十七度時，塵蟎將無法生存；相對濕度降為六〇％的情況下，塵蟎將無法繁殖，如果低於四〇％至五〇％，塵蟎在一天之內就會死亡。因此室溫二十至二十二度、濕度四〇％至五〇％是照護過敏的最佳環境。

暖炕是韓國昔日住宅的構造，相較之下，冬天又長又乾燥，不適合塵蟎繁殖，因此冬季塵蟎濃度較低，但是自從居住型態變成備有暖氣設備的公寓後，一年到頭都維持著適當濕度和溫度，所以冬季也變成適合塵蟎繁殖的優良環境，目前塵蟎是終年引起過敏症狀的主要原因（按：臺灣地處亞熱帶，氣候高溫潮濕，溫度約二十至三十度，濕度約為六〇％至八〇％，非常適合塵蟎生長。在家庭中，床墊、枕頭和被褥是塵蟎生長最為集中的地方）。

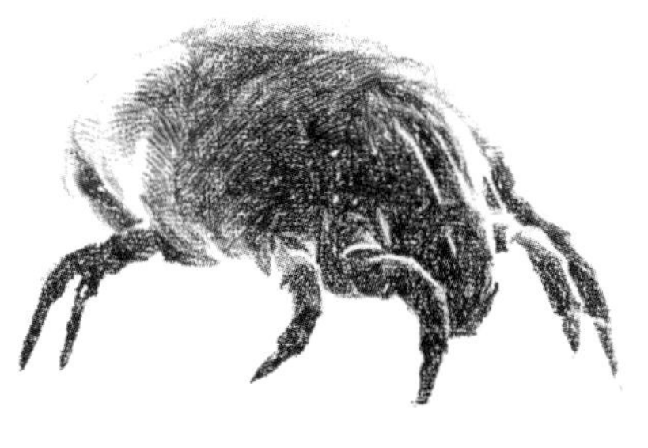

▲ 塵蟎是常年性過敏性鼻炎最常見的原因。

為了降低屋內塵蟎的濃度，可將室內濕度降至五〇％以下，並建議每週用攝氏五十五度以上的熱水清洗棉被、被褥、毯子、床罩和枕頭套一次，然後在陽光普照的日子晒兩小時以上。室內最好不要使用地毯、布製家具或窗簾，並丟棄布娃娃或玩偶等。

此外，必須經常打掃屋內，維持沒有灰塵的環境。為了避免大量灰塵飛揚，打掃時最好使用濕抹布或真空吸塵器。使用真空吸塵器的情況下，為了避免被吸進吸塵器中的塵蟎等誘因物質再次跑出來，使用裝有特殊濾網（HEPA Filter，高效率空氣微粒過濾網，High Efficiency Particulate Air Filter的縮寫，是能有效阻擋〇・三微米的空氣微粒的高效能空氣淨化過濾器。通常可分為H10到H14級，數字越大能過濾掉越小的懸浮微粒，H14級的高效率濾網對於大小為〇・三微米的懸浮微粒有九九・九八％的阻擋效果）的產品最有效。H14級的高效率濾網對於大小為〇・三微米的懸浮微粒有九九・九八％的阻擋效果，雖說如此，礙於用來包覆高效率濾網的框架或產品所使用的零件之間、產品外殼之間存在著縫隙，因此並不能保證吸塵器、空氣清淨機等產品裝上高效率濾網時就能達到相同程度的效能。

基於這樣的理由，實際效能約為五〇％至九五％，因此購買使用高效率濾網的產品時，不僅要考量濾網的等級，也要仔細衡量產品的耐用性及阻擋率。再者，不管再怎麼努力打掃，灰塵還是會飛來飛去，因此假如你對塵蟎過敏的話，建議最好還是到別處迴避一下。

花粉來自雄蕊，大小約為三十至五十微米，肉眼看不見。雖然空氣中存在著來自各種植物的花粉，但是並非所有花粉都會引起過敏性疾病。植物依照受精方式可分為蟲媒花和風媒花，其中風媒花會引起過敏。風媒花的花粉細小又輕盈，而且花粉量多，一旦花粉隨風揚起便會飄浮在空氣中，隨後附著在人類的鼻腔黏膜上，成為過敏性鼻炎的誘因。

在韓國，誘發過敏性鼻炎的花粉有以下幾種：主要在春季漫飛的花粉為樹木花粉、主要在夏季漫飛的花粉為草地花粉、在秋季漫飛的花粉則為雜草花粉。花粉在氣溫高且晴朗的天氣較容易飄散。比起強風，秒速約為兩公尺的弱風吹拂時，花粉會飄在高空中且傳播得更遠，因此春風輕輕吹拂時花粉濃度相對也更高。

典型的春季花粉來源有赤楊、白樺樹、山毛櫸、橡樹等，樹木花粉主要從三月初開始飛揚，所以三到五月初時空氣中會有許多樹木花粉。不過，不是所有風媒花都會引起過敏性鼻炎，具代表性的例子有松樹，提到春季花粉就會想到松樹花粉，雖然常見於生活周遭，但是實際上松樹花粉過敏是很罕見的。

主要在五到六月飄飛的白色棉絮是附著在柳樹或梧桐樹種子上的毛絮，有利隨風傳播，並非花粉，所以不是過敏性疾病的誘因。典型的秋季花粉來源有豚草、山地蒿、葎草，大量紛飛於九到十月。

全世界最容易引起過敏的花粉是白樺樹花粉，韓國則是對橡樹、豚草花粉過敏較多（按：臺灣地區易致過敏植物有相思樹、艾草、車前草等，參考下頁圖）。花粉是構成過敏性疾病的誘因，會隨著風從中國長途移動到韓國，即使住家附近沒有樹林也會衍生出問題。以韓國來說，除了濟州島外，幾乎所有地區都屬於相同的花粉影響範圍。

韓國氣象局不只提供懸浮微粒和大氣汙染狀況，從四月到十月也會提供花粉濃度的危險指數，對花粉過敏的人最好參考氣象局的危險指數。花粉濃度危險指數可分為「極高」、「高」、「一般」、「低」四個等級，當濃度達到「高」以上時，大多數的花粉過敏患者便會出現症狀。

危險指數達到「高」以上的情況下，應緊閉門窗以便阻擋花粉從室外進入室內，並且避免外出。假如非不得已必須外出，應配戴能阻擋懸浮微粒的口罩，再用眼鏡或太陽眼鏡等物品遮住臉部、皮膚或眼睛等部位，並避免穿著容易吸附花粉的針織衣物或毛衣。

開車時打開車內空調循環系統，切勿開窗，以避免外部空氣流入車內。從戶外返家後，先在住家外面抖一抖衣物再進入室內；進到屋內後，立刻洗手或洗澡，用食鹽水清洗鼻腔也有助於降低發炎症狀。

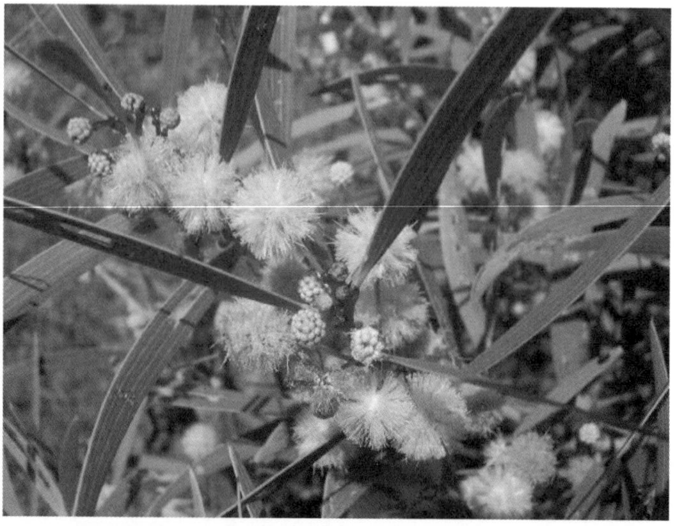
▲ 相思樹是臺灣易引發花粉過敏的植物之一。

## 真的不能飼養寵物嗎？

三十四歲的珉熙將寵物狗球球視作家人般寵愛，雖然從就讀國小時每逢春天就有流鼻水、鼻塞、打噴嚏的症狀，但是並沒有對日常生活帶來太大的影響。如果症狀較為嚴重，只要去藥局買藥服用，症狀馬上就會改善。

自國中少女時期起開始想要養狗，可是由於父母極力反對而無法飼養，結婚後終於如願飼養寵物狗了。因為先生也愛狗如痴，便與球球一起度過三年的幸福時光。

然而，不知道什麼原因，從今年春天開始，她打噴嚏和流鼻涕的症狀漸趨嚴重，一整天都在擦鼻涕，而且早上甚至會流眼淚。不僅有疑似發燒的症狀，也感到呼吸困難，而且因為鼻塞的關係，使她根本難以入睡。就醫後，醫生告訴她是狗所引起的，請她別再養球球。難道她真的要和心愛的球球就此分開嗎？

隨著飼養寵物的人越來越多，像珉熙一樣對動物

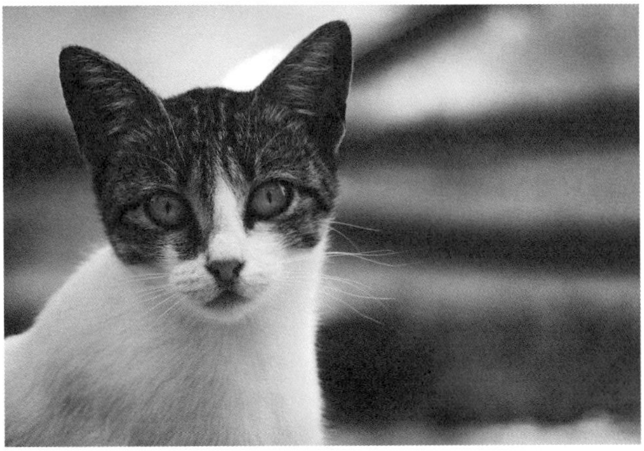

▲貓咪的皮屑、體毛、口水等也是一種過敏原。

過敏的過敏性疾病也有增加的趨勢。狗和貓是具代表性的寵物。貓咪的皮屑、體毛、口水等是過敏原的情況下，由於抗原性（按：對抗外界過敏原，並讓人體產生抗體〔為對抗過敏原所形成的物質〕且有所反應的性質）相當強，因此即便沒有養貓也會受到影響。舉例來說，如果公司同事家裡有養貓，我的過敏性疾病會因為我在公司跟該名同事有所交集而惡化；如果搬家了，前一位房客有養貓，那麼幾個月下來可能會因過敏症狀加劇而吃盡苦頭。

強調許多次了，最理想的治療方式是「避開」過敏性疾病誘因的過敏原。對寵物狗和寵物貓有所反應的過敏性疾病起因於從狗或貓皮膚上所掉落的皮屑、毛髮、小便和唾液。當然，寵物也會因人類皮膚上所掉落的皮屑和毛髮而產生過敏性疾病，也就是說，人與寵物會對彼此引起過敏反應。

伴侶寵物冠上「伴侶」的稱呼，就像是親密且珍愛的存在，因此幾乎所有患者都說無法和伴侶寵物分開。這種情況下，與寵物彼此相伴的同時，應積極進行藥物治療，最後再透過免疫治療來避免自己對寵物產生過敏反應，這才是最佳辦法。

另外也可以雙管齊下，剃除寵物的毛髮，盡可能降低暴露在誘因物質中的事情發生，並且經常幫寵物洗澡，減少皮屑從皮膚上掉落的比例。最好禁止寵物進入臥房，並且盡量將寵物安置在鋪有堅固地板且通風良好的地方，然後除了目前飼養的寵物之外，請勿再養其他動物了。

## 補充維生素D有效嗎？

跟過敏性鼻炎有關的諸多營養素中，可以舉維生素D為例。根據二〇〇九年韓國國民健康營養調查資料，某研究以八千零一十二名年滿十八歲的韓國成人為對象，分析其血液中維生素D數值與過敏性鼻炎的相互關係，結論是過敏性鼻炎患者的維生素D數值比正常人低，而且血液中維生素D數值越低，誘發過敏性鼻炎的風險也就越高。

只要曬太陽皮膚就能合成維生素D，而不擦防曬產品，每天讓肌膚曝曬在陽光下三十分鐘左右，便能維持體內正常維生素D的濃度。可是如果暴露於陽光下三十分鐘以上，反而會提高皮膚癌、老化等風險，因此最好別超過三十分鐘。

臉部最好擦上防曬產品，可以的話盡量露出手臂和雙腿。但是對於白天幾乎都在室內活動的現代人來說，早上出門上班後，晚上才回到家是稀鬆平常的事，「每天曬三十分鐘的太陽」並不容易辦到。既然這樣，那在室內曬太陽有效嗎？答案是「無效」。

八〇%的韓國國民缺乏維生素D。雖然青背魚類（如秋刀魚、鮭魚等）含有大量維生素D，但是光靠食品來攝取是不夠的，需要額外補充。不過，如同前文所述，千萬別忘了一件事，那就是補充維生素D並不能立即改善過敏性鼻炎的症狀。

## 一晒到太陽就打噴嚏是過敏？

在漆黑的地方突然暴露於直射光線下，有些人會覺得鼻子癢癢的，甚至打噴嚏，我們稱之為「ACHOO症候群」。ACHOO症候群是指「體染色體顯性遺傳性強迫性日光視神經噴發綜合症」，為Autosomal dominant Compelling Helio-Ophthalmic Outburst syndrome 的縮寫，全球約有一八%至三五%的人會出現此症候群。除了陽光以外，他們對於日光燈或人造燈光也會產生症狀。

有諸多針對ACHOO症候群的假設，結論是此症候群不是過敏性疾病，而是腦神經交叉部位的反射出現問題所致。一旦強光進入眼睛內，視神經會傳遞視覺刺激，並在三叉神經交叉部位發生短路，進而刺激鼻子讓人打噴嚏。ACHOO症候群屬於體染色體顯性遺傳，因此父母中只要有一人有此症候群，子女就有四分之三的機率會患有此症候群。

## 懷孕期間也能治療過敏性鼻炎

懷孕十七週的景熙從國小就經常打噴嚏和流鼻水，早上起床後只要打幾下噴嚏，再擤一、兩次鼻涕，接下來一整天就不會有什麼大礙，因此並沒有特別治療。

懷孕初期因嚴重孕吐而飽受折磨，不過兩到三週前，不但孕吐症狀舒緩不少，身體狀況也不差，可是打噴嚏和流鼻水的症狀卻越來越嚴重，一整天都覺得不太舒服，甚至開始咳嗽。只要一咳嗽，她總會咳到肚子隱隱作痛。聽說懷孕期間服用藥物對胎兒不好，可是咳嗽咳到肚子抽痛對胎兒來說也不是好事，令她相當擔心。

患有過敏性鼻炎，懷孕期間症狀可能會惡化、毫無變化或是好轉，而且也有懷孕期間首度出現鼻炎症狀的情況，因此懷孕期間應慎重考慮使用藥物治療對媽媽和胎兒所帶來的好處與壞處。

一般來說，由於藥物可能會對胎兒的器官發育造成影響，因此孕期前十二週期間建議最好不要進行藥物治療。不過，接下來的孕期可依症狀使用安全藥物，所以務必跟過敏專科醫師商量後再治療。

如果是在進行免疫治療的情況下，假如在懷孕前已開始治療就會繼續治療下去，但是懷孕期間不會增加過敏原的用量或是展開新的過敏原免疫療法。懷孕期間也有非藥物性的安全治療方式，其中清洗鼻腔既有效又安全，因此可以優先考慮。

餵母乳期間也能治療過敏性鼻炎。雖然第一代、第二代抗組織胺藥劑會透過母乳少量傳遞到胎兒身上，但是不會對喝母乳的嬰兒帶來副作用，因此可以安心使用。類固醇鼻噴劑也不會對嬰兒造成危險，這是眾所皆知的事實。有哺乳期間也能治療過敏性鼻炎的安全藥物，因此別憋在心裡，只要向過敏專科醫師諮詢即可。再者，哺乳後再服用藥物是將嬰兒暴露在藥物中的風險降到最低的方法。

**過敏解方全書**

1. 鼻腔黏膜的慢性過敏發炎症狀是過敏性鼻炎的成因，其特徵是突然打噴嚏、流清澈的鼻水、鼻塞、發癢。
2. 如果傷風感冒的症狀持續超過十天，即有可能是過敏性鼻炎。
3. 過敏性鼻炎的治療方式有：找出誘因過敏原並加以遠離的迴避療法、治療鼻腔發炎的藥物治療，以及透過改善體質以求痊癒的免疫治療。
4. 不治療過敏性鼻炎，不會危及生命，但是生活品質會大打折扣。透過適當治療與照護就能維持正常生活，而且治療效果極佳。

# 第3章

# 上氣不接下氣、
# 喘鳴……
# 如何避免氣喘發作？

喜愛小狗的獸醫師天奎三十三歲，是個每逢週末就會去戶外的自行車愛好者。從去年開始，他只要一感冒就覺得胸悶，晚上甚至會感覺到咻咻咻的喘氣聲。最近去運動時會上氣不接下氣，導致他沒辦法好好騎自己熱愛的自行車。

由於無法運動，讓他有了新煩惱，擔心自己會不會因此而變胖。鄰近醫院診斷指出，天奎對塵蟎和狗毛過敏，而且肺功能只有正常人的五〇％左右，所以他很有可能患有氣喘，這是真的嗎？氣喘和過敏有什麼關聯嗎？日後又該如何治療呢？

## 是否為氣喘的檢查方法

英文單字「Asthma」意指氣喘，它的起源是荷馬在史詩《伊利亞特》（*Iliad*）中為了描寫喘氣的戰爭英雄所使用的希臘語 *ἄσθμα*。公元前四五〇年左右，希波克拉底以「氣喘」來形容呼吸相當困難，並描述會在入秋時惡化且好發於中年期。長久以來氣喘被用來表示呼吸困難的症狀。

一、不是每個人感冒都會喘不過氣。

人們發現氣喘的原因是過敏免疫反應所引起的呼吸道慢性發炎，以及吸入療法得以普及化，都是最近二十到三十年的事。引起氣喘的誘因物質（過敏原）以經常存在於生活環境中的塵蟎、動物毛髮、花粉、黴菌等最具代表性。

一旦吸入過敏原，有過敏體質的人便會出現免疫反應，接著支氣管腫大，然後因外界刺激而變得越來越敏感，進而引發症狀。由於支氣管變窄，呼吸時會發出類似口哨聲的喘息聲，並且感到胸悶和喘不過氣。呼吸困難、咻咻咻的喘息聲（喘鳴）和咳嗽並列氣喘的三大症狀。

近來全球氣喘有增加的趨勢，人們認為汙染問題、居住飲食型態改變、出現新過敏原等因素為其原因。比方說，以居住環境改變為例，使用沙發、床鋪、地毯等居家用品的家庭變多了。隨著在室內飼養寵物的情形增多，同時也大幅增加了人們持續暴露在塵蟎、動物毛髮等主要過敏原中的機會。

豚草花粉原本是歐洲和美洲地區的主要過敏原，但是它的種子會到處傳播，所以最近也成為韓國當地的主要過敏原。支氣管會因為冷空氣、灰塵、濃烈氣味、菸味、運動、壓力、感冒等因素而變窄。一旦感冒，很有可能會使咳嗽發作，不過卻鮮少出現上氣不接下氣或發出喘息聲的情形。如果這種症狀經常出現，就要懷疑是氣喘了。

## 這時就要懷疑是氣喘

- 一再出現呼吸困難、咻咻咻的喘息聲、咳嗽、胸悶的感覺。
- 症狀通常在夜間發生或惡化，並因此從睡夢中醒來。
- 隨著季節出現症狀或症狀惡化。
- 同時患有過敏性鼻炎、異位性皮膚炎等其他過敏性疾病。
- 有氣喘等過敏性疾病的家族病史。
- 一旦感冒便會喘不過氣或是持續發出咻咻咻的喘息聲。

二、如果暴露在特定因子，如寵物、化學藥品、溫度變化、過敏原、阿斯匹靈或乙型交感神經阻斷劑這類藥物、運動、花粉、病毒性呼吸器官感染、吸菸、空氣汙染、壓力等之中，進而出現呼吸困難、咻咻咻的喘息聲、咳嗽、胸悶，或是以上症狀有惡化的情形時。

三、懷疑患有氣喘時要做的檢查。

過敏皮膚反應檢測是，判斷我們的體質對於經常存在於周遭的過敏原，是否會有免疫反應的檢查。

將塵蟎、花粉、狗毛這類過敏原滴在皮膚上，再用針刺一下後等待十五分鐘，如果像被蚊子叮咬一樣腫起來且周圍泛紅，即可判定為陽性反應。以天奎的情況來說，他的體質會對塵蟎和狗毛起免疫反應，故將這樣的體質稱為異位性皮膚炎。

肺功能檢查是用力吸氣後再看能吐出多少氣的檢查。假如患有嚴重氣喘且支氣管變窄，能吐出來的氣也會變少，因此肺功能就會變差。一般而言，會將使出全力吐氣一秒鐘所呼出的空氣量（用力呼氣一秒量），與同齡正常人所能呼出的空氣量做比較後再進行評估。

以天奎的情況來說，他一秒鐘只能呼出正常人一半的空氣量，這就意味著他氣喘嚴重且支氣管變窄。為了診斷氣喘，確認支氣管是否敏感也是有幫助的。

就像受傷腫起來的皮膚只要稍微摩擦到就會覺得痛一樣，以氣喘患者的情況來說，對正常人不成問題的菸味、灰塵、冷氣等外部刺激會讓支氣管變窄。乙醯甲膽鹼（Methacholine）支氣管激發試驗是檢驗敏感支氣管的測試，假如測試結果呈陽性，就有可能患有氣喘。

## 對氣喘的誤解與治療方式

### 一、氣喘是因免疫力下降而引發的疾病？

所謂的免疫力，是指保護人體以便遠離細菌或病毒這類外界病菌的防禦機制。氣喘屬於免疫疾病，因此有許多人認為免疫力下降會導致氣喘。

然而，氣喘患者是對過敏原（大部分是我們生活周遭相當常見，且一般人接觸也不會構成問題的物質）產生較為敏感的免疫反應，而非細菌或病毒，因此與其說是免疫力下降，更正確的說法應是免疫力對特定過敏原產生異常增加的情形。

可是，組成支氣管的細胞，受到過敏性發炎的影響可能會導致呼吸道感染，而且也有報告指出，被當作治療藥物使用的吸入型類固醇，會使支氣管內的局部免疫力下降，進而引發肺炎。

一般而言，氣喘患者最好每年施打流感疫苗。再者，兒童、老人及重症氣喘患者等，都是可能罹患重症肺炎鏈球菌疾病的高危險群患者，可考慮施打肺炎鏈球菌疫苗。

二、吸入器是必需品嗎？

支氣管過敏發炎治療是氣喘治療中重要的一環，其最有效的藥物是類固醇。氣喘患者的類固醇製劑多半被做成吸入型的藥物，由於必須使用令人感到生疏的特殊器具，因此許多患者都希望改良為可服用的藥物。有時也有患者因吸入型藥物的成分為類固醇而感到反感，所以不願意使用。

不過，吸入型藥物可以直接將藥物送至過敏發炎的支氣管，因此只要靠少量的藥物就能有效治療發炎症狀，藉此降低長期使用口服藥可能出現的副作用，而優點是即使長期使用也很安全。這跟有時在指尖受傷的地方擦抗生素藥膏，比吃抗生素來得更有效是相同的道理

（吸入器種類參考圖表2）。

尤其治療氣喘像治療感冒一樣，不是短時間就能結束，必須長期持之以恆的治療下去才行，因此長期服用類固醇的情況下，可能會導致體重增加、血壓和血糖上升、出現骨質疏鬆症和其他全身副作用。

所以相較於服用類固醇，吸入型藥物是更能長期安心使用的辦法。當然，為了熟悉吸入型藥物的使用方法，一開始是需要時間練習的。雖然可能會因吸入型類固醇而出現嗓音低沉或口腔內長舌苔這類局部副作用，但是比起全身副作用，這已經算是相當輕微了。使用吸入器後確實漱

**圖表2　用於氣喘的吸入器種類**

| | | |
|---|---|---|
| 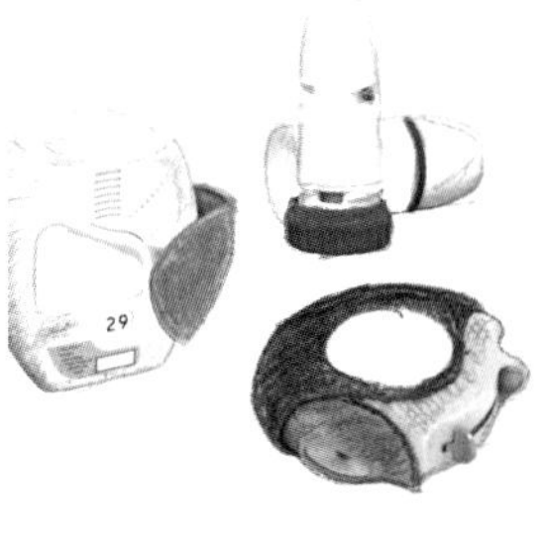 | 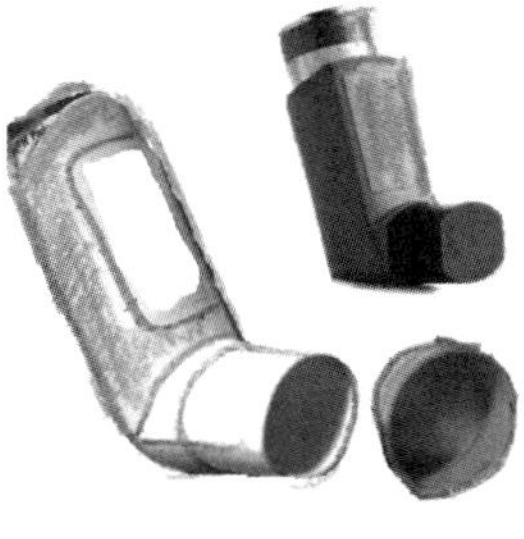 | 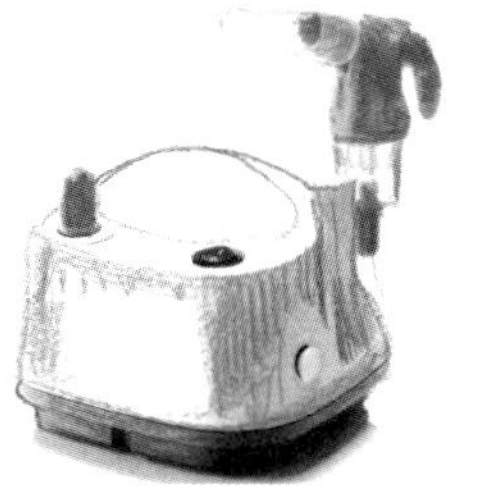 |
| 乾粉吸入器 | 定量吸入器 | 氣霧吸入器 |
| 靠自己的力量吸入的吸入器，藥物呈乾粉狀，使用起來相對容易。 | 只要按壓一下，就會噴出定量摻有藥物的噴霧液。按壓的動作和吸氣的動作要一致才吸得進去，因此需要練習。 | 只要注入液體型態的藥物，藥物就會以煙霧的型態噴出來，接著再像呼吸一樣吸入即可。適用於氣喘症狀嚴重或不習慣使用吸入器的兒童或老人。 |

口就能預防局部副作用。

因氣喘症狀嚴重而難以使用吸入型藥物的情況下，短期間也可以使用口服藥。針對不方便使用吸入器的兒童或老人氣喘患者，醫生有時也會開立抗白三烯素（leukotrienes）這類口服藥處方箋，取代吸入型類固醇。

近來研發出的注射型藥物目前也用來治療症狀嚴重的氣喘患者，這種注射型藥物能減少會引起過敏免疫反應和發炎的免疫球蛋白E抗體或嗜酸性白血球，對於使用既有藥物但症狀依然持續惡化的氣喘患者來說，可望為治療帶來一線曙光。

一段時間沒見的天奎時隔六個月又再次來門診報到了。「這段期間因為沒有不舒服，所以停止服藥，可是一週前感冒後，又開始覺得上氣不接下氣了。」天奎的肺功能像一開始那樣又下降了，不知道是不是因為症狀再度惡化，這次天奎的疑問特別多。「這種藥需要用一輩子嗎？」、「最近治療小狗時，不但覺得胸悶，還一直咳嗽……請問狗毛也會引起氣喘嗎？那該怎麼辦才好呢？我是獸醫師耶……。」

三、即使沒有症狀也處在發炎狀態——氣喘需要持續治療。

氣喘治療專用吸入型藥物大致可分為，擴張支氣管使症狀好轉的症狀緩解劑（速效型支氣管擴張劑）和治療過敏發炎的疾病控制劑（吸入型類固醇）。症狀緩解劑是當患者暴露在過敏原中或症狀因感冒等因素而惡化時，暫時所使用的應急藥物；疾病控制劑則是平時持續且規律使用的藥物，跟症狀無關。

偶爾會有患者像服用感冒藥一樣，症狀好轉時便停用氣喘治療藥物，或是認為吸入型藥物的藥效不像口服藥一樣快速見效而自行中斷用藥。

雖然疾病控制劑無法立即見效，但是長期持續使用時，便能發揮它的真正價值。由於氣喘患者在日常生活中，可能會持續暴露在引起氣喘的過敏原中，因此，平時就要善加管理氣喘根本原因的支氣管過敏發炎問題，才能預防症狀突然惡化，並防止肺功能隨著年紀增長而變差。

這跟糖尿病、高血壓、高血脂症這類慢性疾病需要一輩子藉由藥物持續治療與照護是相同的道理。也就是說，即使症狀改善，支氣管

**圖表3　透過症狀緩解劑與疾病控制劑治療氣喘**

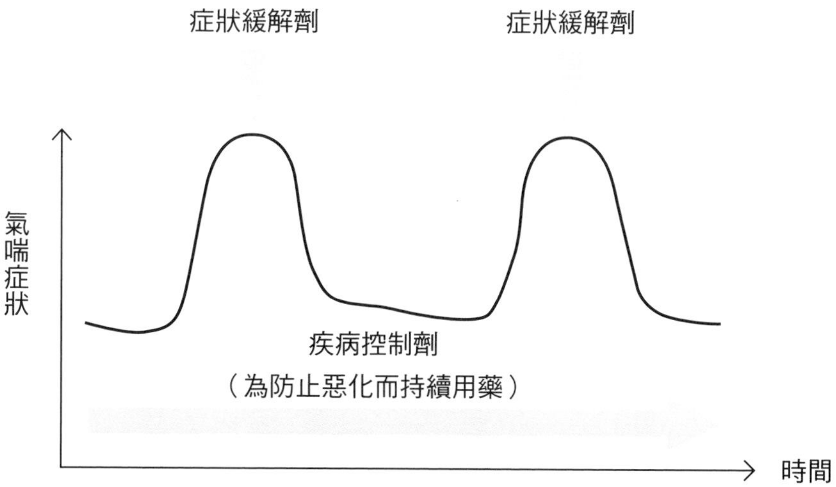

依然處在發炎的狀態，因此持續使用疾病控制劑很重要（參考第六十七頁圖表3）。

四、免疫治療是唯一能根治氣喘的方法。

人們一路摸索出能根治氣喘的方法，而免疫治療就是具代表性的例子。免疫治療是少量且持續注射過敏誘因的過敏原，藉以改變人體的免疫系統，使過敏性鼻炎、氣喘這類過敏性疾病得以好轉的治療方式。

通常是每隔四週進行一次，然後持續注射三到五年左右。不過，不是所有氣喘患者都適用於免疫治療，患者必須在病史詢問和過敏皮膚檢測時找出與症狀相關的誘因過敏原才行。再者，同時有許多誘因過敏原的情況下，也難以進行免疫治療。

以天奎的情況來說，狗是重要的氣喘誘發過敏原，也就是說，他在過敏皮膚檢測中對狗這項過敏原呈陽性反應，且可證實他在替狗看診時症狀會惡化。雖然避開誘因過敏原是當務之急，但是也有像天奎一樣處在難以變更職業或環境的情況。如同「假使躲不過就要戰勝它」這句話一樣，透過使用犬隻過敏原的免疫治療來改變體質，才是最適合身為獸醫師的天奎的最佳治療方式。

## 氣喘患者的生活提醒

一、避免使氣喘症狀惡化的食物。

當今，還沒有人知道對治療氣喘有益的特殊食物，不過要記住的是，有些食物或添加物會使氣喘症狀惡化。對特定患者而言，水楊酸（salicylic acid）、防腐劑、味精（MSG，monosodium L-glutamate）、食用色素（苯甲酸、黃色五號）等添加物會誘發氣喘症狀或導致氣喘症狀惡化。

馬鈴薯加工品、蝦米、水果乾、沙拉、水果（蘋果、番茄、水蜜桃、梨子）、蔬菜、檸檬或葡萄柚汁、啤酒等食品中，含有大量被當作抗氧化劑或防腐劑使用的亞硫酸鹽。再者，葡萄酒含有在自然發酵過程中產生的亞硫酸鹽，如果攝取太多這類的食物，有些患者的支氣管可能會因此而變窄，我們將這樣的情況稱之為亞硫酸鹽過敏性氣喘。

被廣泛用作消炎止痛藥的非類固醇類消炎止痛藥也會導致氣喘惡化，我們稱之為阿斯匹靈過敏性氣喘。儘管罕見，但味精也會導致氣喘惡化，症狀通常會在攝取後的一到兩小時過後出現，不過也有十二小時過後才出現症狀的情形。

而起司、番茄、蘑菇等食物，也含有大量會使氣喘症狀惡化的游離麩胺酸（free glutamate）。不過受到的影響因人而異，因此並不是氣喘患者就不能吃這樣的食物，而是要記住這些食物，萬一攝取後氣喘症狀一再惡化，這時就要格外留意了。

二、改善居家空氣品質。

室內空氣主要汙染源包含人為活動、暖氣或下廚期間所產生的細微顆粒、香菸煙霧、新家或新家具所產生的含甲醛揮發性有機化合物，以及從室外經由打開的窗戶跑進來的懸浮微粒等，在通風不良的室內使用影印機、雷射印表機、傳真機等物品也是汙染空氣的原因。

在室外空氣品質不差的日子（即懸浮微粒、黃沙等現象較不嚴重時），打開窗戶達到自然通風的效果，是降低室內空氣汙染最重要的辦法。用瓦斯爐等家電煮飯時，務必打開抽油煙機，擺一臺裝有高效率空氣微粒過濾網的空氣清淨機也很有幫助（有關HEPA等級請參照第二章）。挑選空氣清淨機時，淨化面積和每小時換氣次數的重要性也不輸給HEPA等級。

一般來說，建議挑選淨化面積比想要淨化的室內面積（通常是以臥室面積為基準，而非住宅整體坪數）大一・五倍左右，且每小時換氣次數較多的空氣清淨機。再者，使用一段時間後，就要更換高效率空氣微粒過濾網，因此最好也一併考慮過濾網的費用和售後服務的方便性。

挑選真空吸塵器時過濾網也很重要，因打掃途中可能會再次排出懸浮微粒，所以建議選購出口端有加裝過濾網和集塵袋的真空吸塵器。展現真空吸塵器吸力的AW（AirWatt）數值越大，清潔吸頭也會擺動得更快且能抓起灰塵，因此便能快速完成打掃工作。一般的地板需要八十到一百四十AW，清理地毯、汽車等室內空間則需要兩百AW以上的吸力。

搬新家的情況下，如果升溫通風（bake-out）一下，便能降低室內揮發性有機化合物的量。升溫通風如同烤麵包一樣，意味著烘烤室內環境，緊閉門窗後啟動暖氣以三十至四十度的溫度加熱七小時以上，接著再充分通風換氣兩小時以上，總共重複三到四次。

## 擺放能吸附懸浮微粒的花草植物，真的有用嗎？

數年前，有一種植物因媒體報導它能有效消除懸浮微粒而大受歡迎，那就是松蘿鳳梨。因為外形酷似老爺爺的鬍鬚，所以也被稱為老人鬍鬚，是原產地在中南美的植物，跟鳳梨是遠親。

由於松蘿會用根部冒出來的細小突起物，抓住飄浮在空氣中的灰塵，再吸收有機物與水分，因此才會有它能吸附空氣中的懸浮微粒的說法。事實上，養分吸收完畢的灰塵會再次飛回空氣中，所以不能指望掛一棵松蘿鳳梨就能達到自然淨化灰塵的效果，而是要替松蘿鳳梨拍掉灰塵，或是用水清洗乾淨才行。

三、懸浮微粒濃度高時的生活守則。

顆粒大小相當細小的灰塵稱為懸浮微粒。懸浮微粒又可再細分為直徑小於十微米的懸浮微粒（PM十）和直徑小於二・五微米的懸浮微粒（PM二・五）。PM二・五只有人類頭髮直徑的二十分之一至三十分之一左右，相當細小，會經由肺部被血管吸收，對全身造成影響，所以它所造成的危害遠比PM十來得大。

眼睛、鼻子、皮膚、支氣管、肺部是懸浮微粒主要接觸的部位，會誘發過敏性鼻炎、過敏性結膜炎、皮膚炎、支氣管炎、肺炎等問題，尤其會對氣喘患者造成更大的影響，所以懸浮微粒濃度高的日子患者症狀惡化、到急診室報到及住院的情況會明顯增加許多。此外，懸浮微粒所造成的影響會持續至濃度減少的數日後，因此應格外留意。

韓國為了將PM二・五的年平均值控制在二十五μg/m3以下、日平均值控制在五十μg/m3以下而不斷努力。再者，透過韓國環境公團「Air Korea」即時提供包含懸浮微粒濃度在內的二氧化硫、一氧化碳、二氧化氮、臭氧等空氣汙染資料，並將空氣品質分為四個等級，同時提出各個等級的國民活動方針。如果是氣喘患者，最好經常透過Air Korea官方網站確認懸浮微粒的現況（**按：臺灣讀者可在行政院環境環保署網站查詢**）。

一年之中懸浮微粒濃度以夏季（七月到九月）最低，冬季和春季最高；一天之中早上和傍晚時懸浮微粒會增加，主要是受到暖氣和交通流量增加的影響。因此，如果想要自然通風一下，最好利用下午時段，避免在早上時段進行。

懸浮微粒濃度高的日子應盡可能減少戶外活動，外出時務必配戴貼合臉部的防沙塵口罩，同時隨身攜帶氣喘症狀緩解劑。由於懸浮微粒容易附著在水分上，因此室內濕度建議維持在四〇%至五〇%以上，打掃則使用加裝過濾網的真空吸塵器，最後再用濕抹布擦拭。此外，多喝水有助排出懸浮微粒是眾所皆知的事。

## 氣喘患者該戴哪種口罩？

●保健用的防沙塵口罩上方標示著ＫＦ（Korea Filter）。「KF80」能夠阻擋八〇％以上平均大小為〇・六微米的細小顆粒，「KF94」、「KF99」分別能夠阻擋九四％、九九％以上平均大小為〇・四微米的顆粒。通常防沙塵專用口罩為KF80，懸浮微粒專用口罩則是KF94以上。

（按：臺灣根據國家衛生研究院建議，無須買到N95以上的口罩，因會造成呼吸困難，建議可以購買通過CNS15980國家認證的防霾（防ＰＭ二・五）口罩）。

●假如口罩沒有完全貼合臉部，懸浮微粒會從縫隙跑進去。此外，一旦用水清洗，過濾懸浮微粒的過濾層便會失去功效，形狀也會變形，使效能變差。

●雖然口罩是一次性用品，但是未受到汙染的話，使用（配戴）一、兩天左右不成問題。也就是說，上班途中使用的口罩下班時可以繼續使用。防沙塵口罩受到汙染或長期使用的話，過濾層的功能就會變差，尤其過濾層一旦經過清洗便會受損，因此清洗後最好不要重複使用。

●如果使用阻擋懸浮微粒效果極佳的口罩，可能會因太過密實而難以呼吸或感到不舒服。若是患有症狀嚴重的氣喘或心臟疾病，可能會覺得呼吸困難。這種情況下，戴口罩是否真的有幫助，有必要向醫護人員諮詢。

## 導致氣喘惡化的因素

許多因素會導致氣喘症狀惡化。首先，認為症狀好轉氣喘就痊癒了而任意停止用藥，以致氣喘症狀每況愈下，是最常見的因素。也有明明沒有停止用藥，卻礙於不知道吸入型藥物的正確使用方式而不見成效的情況，這通常是上了年紀的患者，症狀之所以惡化的重要因素。這種情況下，每次去醫院時，有必要再學一次吸入型藥物的使用方式。

接下來是明明有確實使用藥物，症狀卻一再惡化的主要因素。這種情況下，了解惡化原因，可以的話盡量加以避免，或常備症狀緩解劑，才是最理想的應對方式。

一、空氣汙染物質。

不只是室外，室內產生之刺激性物質如香菸煙霧、燒柴用的木材煙氣、芳香劑、拋光劑或沙拉油所產生的揮發性有機物質等，皆是重要的空氣汙染物質，可能會導致氣喘症狀加劇。空氣停滯現象（通風不良的狀況）會提高一氧化碳、有機碳及懸浮微粒等燃燒不完全化合物的濃度，這些也會使症狀加劇。

再者，空氣汙染物質會讓過敏原輕而易舉的穿透支氣管進入體內，即使只是吸入少量過敏原，依然會使氣喘症狀惡化。吸菸、吸二手菸、支氣管受到直接刺激或免疫系統產生變化，皆會導致氣喘症狀加劇。

二、呼吸道感染。

病毒感染呼吸道也跟氣喘發作有關，主要是導致氣喘症狀惡化的誘發因素。

三、運動及過度呼吸。

運動可說是造成氣喘症狀加劇的常見因素。據悉，氣喘症狀因運動而惡化是由於過度呼吸使支氣管變冷或支氣管因水分蒸發而變乾所致。吸入大量又冷又乾或過熱空氣的情況下，也可能會讓氣喘症狀加劇。

四、氣候變遷。

零下的寒冷天氣、濕度高、暴風雨和黃沙等因素，也會導致氣喘症狀惡化。尤其是狂風暴雨肆虐時，下降氣流會把花粉或塵土從地上捲起來，使空氣中的懸浮微粒濃度升高，進而導致症狀惡化。

五、食物及藥物。

如同前面所說明的，特定食物、非類固醇類消炎止痛藥等，這類止痛藥可能會對一些氣喘患者帶來症狀加劇的影響。

六、情感變化。

壓力也被視為氣喘惡化的因素之一，表達強烈情感時，過度呼吸可能會使支氣管收縮。

## 雷電交加時，氣喘患者請小心！

二〇一六年十一月二十一日，澳洲墨爾本發生雷雨交加過後，十人因氣喘症狀加劇而喪命的事件。

人們稱之為「風暴性氣喘」，暴雨和閃電使受潮的花粉突然爆開，於是花粉過敏原在空氣中大量蔓延開來，再加上強風、高溫、濕氣等因素的影響所出現的現象。這是可以看出氣候變遷對過敏性疾病造成嚴重影響的例子。

## 氣喘的多重面貌

一、老人氣喘。

六十五歲以上的老人也會出現氣喘症狀。老人氣喘發作的原因跟對塵蟎或花粉這類過敏原有明顯免疫反應的年輕人稍有不同。不過，從診斷或治療層面來看，老人氣喘跟年輕人氣喘別無兩樣。老人經常氣喘發作，但是別單純認為是「年紀大了當然會喘」，當聽到氣喘吁吁時有咻咻咻的聲音、感冒或暴露在冷風及香菸煙霧當中時，一旦症狀惡化，就得就醫檢查是否為氣喘。

由於老化會引起肺功能及心臟功能衰弱，並且多半會伴隨諸多其他疾病，因此老人的氣喘問題有必要尋求更特殊且專業的照護。

二、運動誘發型氣喘。

有些患者平常無症狀，可是只要運動就會上氣不接下氣，發出氣喘吁吁聲，並出現氣喘症狀，我們稱之為「運動誘發型氣喘」。雖然每個人運動後都會氣喘吁吁，但是如果為運動誘發型氣喘的患者，運動結束後的十五到二十分鐘是症狀最顯著的時候，這是兩者的差異。

人們認為運動期間，吸入乾冷的空氣是造成氣喘的主要原因，因此運動誘發型氣喘的患者最好避免在乾冷的天氣下運動，並且建議做足暖身操後再開始正式運動。使用快速發揮作用的吸入型支氣管擴張劑三十分鐘後再開始運動也很有幫助。

1. 反覆出現咳嗽、喘鳴、呼吸困難等症狀，而且暴露在感冒、冷空氣或香菸煙霧等特殊狀況下，氣喘症狀會加劇。
2. 即便症狀改善，過敏免疫反應所造成的支氣管慢性發炎疾病也要持續接受治療。
3. 為了減少症狀每況愈下的情形，需要妥善維護室內與室外的環境。
4. 為了提高治療效果並降低藥物不良反應，使用直接進入支氣管的吸入型藥物十分重要。
5. 透過持續照護便能維持正常生活，而且部分氣喘患者也可能經由免疫治療來改善體質，甚至根治氣喘症狀。

# 第 4 章

# 咳嗽數個月沒好？別輕忽慢性咳嗽

身為主婦的秀炫自從三個月前感冒後就一直咳嗽，她經常在地鐵或教會這種人潮大量聚集的地方咳嗽，而且只要一咳就停不下來，有時太嚴重還會嘔吐。晚上即使自己待在安靜的空間也會咳嗽，以致無法入睡。

雖然有去醫院檢查，可是醫生都說一切正常。吃藥後有些成效，但是只要停止服藥，過一、兩天又會開始咳嗽。咳嗽時不僅鼻塞還會流鼻水，以為只是感冒比較久罷了，可是實在持續太久了，令她感到十分不安。

## 假如咳嗽持續數個月，那就不是感冒

感冒通常一到兩週就會好轉，可是感冒的後遺症咳嗽長則可以持續至兩個月（八週）。然而，咳嗽超過兩個月的情況幾乎不會是感冒所引起的，因此，這時就得找出誘發咳嗽的其他原因。

像這樣持續兩個月以上的咳嗽稱為慢性咳嗽。雖然有時候慢性咳嗽是由結核病或肺癌這類重大疾病所引起的，但是重大疾病成為慢性咳嗽原因的情形相當罕見。鼻炎、慢性鼻竇炎、氣喘或胃食道逆流這類疾病主要才是構成慢性咳嗽成因的疾病。

鼻炎或慢性鼻竇炎這類引起咳嗽的鼻腔疾病稱為上呼吸道咳嗽症候群（upper airway cough syndrome），因上呼吸道咳嗽症候群而引起的咳嗽約占慢性咳嗽的三〇％至四〇％左右；因氣喘而引起的慢性咳嗽約占慢性咳嗽的一〇%至四〇%左右；因胃食道逆流而引起的則約為二〇%上下。以上三種疾病約占慢性咳嗽成因的七%至八〇%以上。

## 慢性咳嗽的「常見」原因

### 一、上呼吸道咳嗽症候群。

上呼吸道咳嗽症候群是慢性咳嗽最常見的原因。名稱看似難懂，但其實那是用來統稱鼻子及鼻子周圍有問題所造成的咳嗽。過敏性鼻炎、慢性鼻炎、慢性鼻竇炎這類疾病是可能引發咳嗽的上呼吸道毛病，而流鼻水、鼻塞、打噴嚏等是這些疾病的常見症狀。鼻水會從鼻腔前面流出來，也會流到喉嚨後方，像這樣往喉嚨後方流的鼻水會刺激咳嗽神經，進而誘發慢性咳嗽（可參照下方圖片）。

往後流的鼻水稱為鼻涕倒流，在使用上呼吸道咳嗽症候群這樣的名稱之前，也可使用鼻涕倒流症候群這樣的別稱。如果有鼻涕倒流的問題，會覺得喉嚨好像有痰卡著，可是卻又吐不出來，相當不舒服。

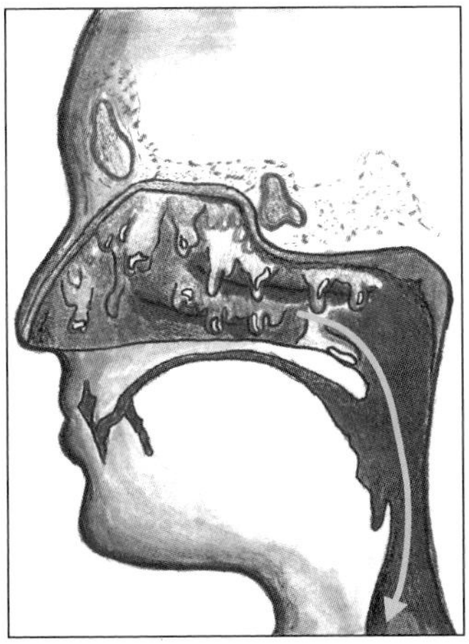

▲ 因上呼吸道咳嗽症候群所引起的咳嗽。

雖然早上起床後會吐少量色澤偏深的痰，除此之外通常只會咳嗽，沒有其他症狀。症狀和診察結果符合上呼吸道咳嗽症候群的情況下，為了進行診斷會照X光或做鼻腔內視鏡檢查，必要時會藉由過敏誘因檢查、拍攝鼻腔電腦斷層等方式以做出正確診斷。

二、氣喘。

氣喘是慢性咳嗽第二個常見的原因。因氣喘而咳嗽的情況下，如果除了咳嗽，還同時伴隨著喘不過氣、胸悶、呼吸時會發出咻咻咻聲響的氣喘典型症狀，就能輕鬆診斷出來。相反的，有些氣喘不易診斷出來。

如果是只有咳嗽但毫無其他症狀的咳嗽變異型氣喘（cough variant asthma），不論再怎麼認真了解病歷，光靠病患的症狀也不可能診斷出什麼，唯有檢查支氣管有多麼敏感才能診斷出氣喘。

有些氣喘即便做了氣喘檢查也診斷不出個所以然。氣喘這項疾病不是支氣管或肺部形狀變得異常所產生的疾病，而是支氣管變得太敏感所產生的疾病，因此在X光、電腦斷層掃描（Computed Tomography，簡稱CT）、磁振造影（Magnetic Resonance Imaging，簡稱MRI）這類主要用來鑑別外形的檢查中，往往找不到異狀。

相反的，為了診斷氣喘而做的肺功能檢查、支氣管擴張劑反應檢測、支氣管激發試驗等檢查雖然有效，可是負責檢查的人和接受檢查的人，都要具備一定的技巧才能得到準確的檢查結果。基於這樣的原因，即使先前氣喘診斷結果全部皆為陰性，有時也會發生服用氣喘藥物後各種結果改善卻被診斷為氣喘的情形。

三、胃食道逆流疾病。

包含逆流性食道炎在內的胃食道逆流疾病，是慢性咳嗽第三個常見的原因。如同旁邊圖片所見，人的食道和呼吸道相當接近，因此當胃酸或食物沿著食道逆流而上時，便會刺激呼吸道而引起咳嗽（對此有諸多分歧）。

診斷因胃食道逆流所引起的咳嗽相當棘手，原因在於它往往只有咳嗽症狀，沒有一般我們所想的胃食道逆流疾病的任何症狀（胃痛、心窩痛、打嗝等）。不僅如此，有逆流問題，但沒有因逆流而發生像食道炎一樣外形改變的情況下，就算做胃內視鏡檢查也找不到特殊的異常狀況。

為診斷出胃食道逆流疾病所引起的咳嗽，要進行二十四小時食道酸鹼值監測。為了做這項檢查，必須插上經由鼻腔通往食道的導管，然後連續二十四小時檢測食道的酸鹼值，再核驗其與咳嗽之間的關係。然而，不管為什麼咳嗽，一旦咳嗽腹壓就會上升，進而產生逆流，即使在正常狀態下，咳嗽之後也會有食道酸度上升的情形，所以需要留意分析。

再者，這項檢查相當不舒服（想像一下將橡皮

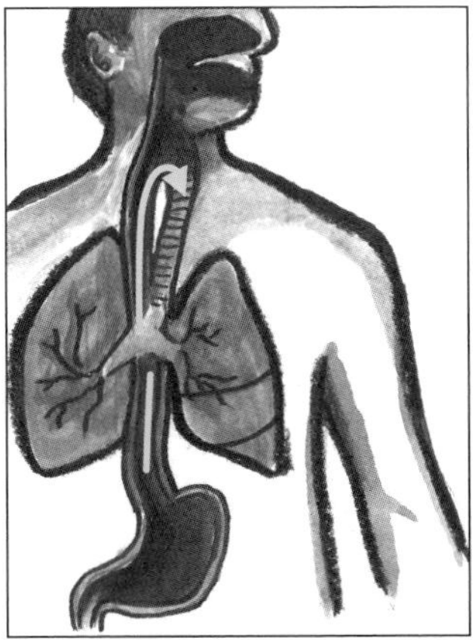

▲ 胃食道逆流疾病所引起的咳嗽。

導管插在鼻腔、喉嚨、食道中二十四小時），而且分析不易，所以既不常做這項檢查，能做這項檢查的醫院也不多。因此，一般會做些胃內視鏡的檢查，或是改用胃食道逆流藥物來檢測咳嗽是否改善，藉以鑑別胃食道逆流疾病所引起的咳嗽。

胃食道逆流疾病所引起的咳嗽大約占慢性咳嗽發作成因的二〇％上下。據悉，在以韓國人為對象的某項研究中，胃食道逆流疾病所引起的咳嗽比西方來得少。

四、何時該懷疑是重病？

這三種疾病是多數慢性咳嗽的原因，但是也有因罕見重病而咳嗽的情形。咳嗽伴隨著以下症狀時極有可能是危險訊號，因此務必多加留意。

咳嗽伴隨發燒（不單純只是身體發燙，而是用體溫計量體溫時已燒至三十八度以上）或發冷、像積勞成疾一樣肌肉到處痠痛、一直有大量的黃色或綠色的痰且為了吐痰而咳嗽、吐出像血塊一樣的痰（咳血）而非帶血的痰（有痰且上方沾著血），以上情形很有可能患有感染性疾病或其他重病，因此務必立即就醫。

此外，體重經常無緣無故下降或是比以前更會流汗，這些情況也要留心注意。

## 慢性咳嗽的「罕見」原因

除了上文列舉的幾項咳嗽原因外，人體還有其他會引起咳嗽的狀況。為了了解咳嗽的成因，首先我們需要搞懂咳嗽時人體所產生的過程。我們的身上到處都有感測器，能察覺到從外面進入體內的刺激，這種神經稱為感覺神經（sensory nerve），而感覺神經用來接收外部刺激的部分則稱為感覺神經末梢（sensory nerve ending）。

感覺神經末梢一旦感受到外部刺激，感覺神經就會將所感受到的刺激訊號，傳遞給大腦或脊髓這些中樞神經系統。接收到刺激的大腦或脊髓會根據刺激的種類將操控身體的訊號再次發送到人體各處，這時我們將傳達訊號的途徑稱為運動神經（motor nerve）。

只要咽喉或位於其他地方的感覺神經末稍感受到引起咳嗽的刺激（比方說香菸煙霧），受到察覺的訊號會經由位於中樞神經的咳嗽中樞（cough center）傳遞到通往橫膈膜、咽喉的運動神經，最後與運動神經相連的肌肉便會產生劇烈收縮，同時引起咳嗽。

因此，如果知道跟咳嗽有關的感覺神經末梢的位置，便能推測出引起咳嗽的刺激類別。像鼻子、咽喉、氣管、支氣管這些呼吸道上也有許多跟咳嗽有關的感覺神經末梢，除此之外，外耳道、心包膜（包覆心臟的膜）、腸胃（有時也會用位於腸胃的感覺神經來解釋因逆流性食道炎所引起的咳嗽）等位置也存在著感覺神經末梢。

耳垢刺激位於外耳道的感覺神經末端的情況下，也會引起慢性咳嗽；因心律不整（心臟跳動不規律的疾病）導致心包膜受到刺激的情況下，也會引起慢性咳嗽。碰到這些情形時，只要清除耳垢或使用治療心律不整的藥物就會改善。有時候咳嗽發作的諸多原因會同時出現，不過情況因人而異。

## 咳嗽，究竟是人體的防禦機制還是疾病？

為什麼會咳嗽？咳嗽是為保護支氣管和肺部免於受到有害刺激的人體正常防禦機制。舉例來說，試著想像吃東西吃到一半時被食物嗆到。如果食物直接進入支氣管且沒有跑出來，位在支氣管內的食物會引起發炎，然後再轉變為肺炎（這種肺炎稱為吸入性肺炎，是最常造成反射神經變差的老年人死亡的疾病之一）。

因此，身體健全的人會咳嗽讓有害異物跑到呼吸道外，這跟抽菸時有毒氣體跑進支氣管時是相同的道理。

咳嗽不是病，而是不讓人體生病的正常反應，為什麼會說咳嗽是生病呢？什麼時候咳嗽才是生病呢？怎樣的咳嗽屬於生病的咳嗽，怎樣的咳嗽屬於正常的咳嗽，並無區分標準。

不過，如果從治療的層面來看，當病人感受到不尋常的不適時，就可以說是反常的咳嗽。尤其是沒有特殊原因卻持續咳嗽八週以上的慢性咳嗽，即為典型的病態性咳嗽。由於咳嗽也是人體重要的防禦機制，因此治療咳嗽時應將重點放在使病態性咳嗽恢復正常，而不是將目標放在澈底根除咳嗽這件事。

## 治療慢性咳嗽

找出慢性咳嗽的原因後就要對症下藥。患有上呼吸道咳嗽症候群的情況下，每天持續噴抗組織胺藥劑或在鼻腔內噴類固醇鼻噴劑最有效，而且副作用也少。用食鹽水清洗鼻腔則是自己一個人就能做的治療方式，如果用食鹽水清洗鼻腔，不但能清除鼻水，也能洗掉刺激鼻腔黏膜的有害物質或過敏誘因物質。

因氣喘而咳嗽時，如果使用吸入型類固醇等藥物來治療氣喘，咳嗽症狀就會改善。胃食道逆流疾病所造成的咳嗽問題，可使用制酸劑或促進胃腸蠕動劑等藥物，不喝含咖啡因的飲料、睡前避免進食、睡覺時墊高上半身等導正生活習慣的方式也大有助益。胃食道逆流疾病所引起的咳嗽長則需要持續治療兩到三個月左右才會見效，因此需要持續照料。

### 一、明明找到慢性咳嗽的成因，卻治不好。

確診後即使對症治療，有時候咳嗽依然沒有好轉，這時最常見的原因就是確診的疾病並非咳嗽真正的成因。

舉一個極端的例子來說，曾經有人為了弄清楚慢性咳嗽的成因，而在拍好的胸部電腦斷層中發現肺癌初期的情形。肺癌初期被發現後雖然透過手術根治了，但是術後直到完全康復為止，咳嗽症狀完全沒有停止過。也就是說，癌症只不過是偶然被發現的，但那並不是咳嗽的成因。

再回想一下三種疾病成因。上呼吸道咳嗽症候群是慢性咳嗽最常見的原因，換句話說，鼻炎或慢性鼻竇炎這些鼻部疾病最常見的症狀是什麼？鼻部疾病最常見的症狀不是咳嗽，而是鼻塞、流鼻水和打噴嚏。

咳嗽是氣喘的主要症狀之一，但是除此之外還有上氣不接下氣、咻咻咻的喘著氣和胸悶的症狀。胃食道逆流疾病又如何呢？是不是會先想到猶如心在燃燒的胃灼熱、胃酸等症狀？

正如你所看到的，連容易引起咳嗽的疾病也有許多咳嗽非該疾病主要症狀的情況，如此一來，即使針對疾病成因進行治療，該疾病的其他症狀全都改善了，但是依然會發生唯有咳嗽尚未痊癒的情形。也就是說，這種情況下初步確診的疾病通常不是咳嗽的原因，或是尚存有其他原因的可能性。

事實上，上呼吸道咳嗽症候群、氣喘、胃食道逆流這三種疾病不僅彼此之間有相當密切的關係，有時也會兩、三種疾病同時引起咳嗽。這種情況下，如果不治療引起咳嗽的所有疾病，咳嗽將不會好轉。

不管再怎麼檢查並找出病因，但是假使那並非咳嗽的真正原因該怎麼辦？礙於會碰上這樣的難題，因此咳嗽的成因疾病，通常會在最後確認完針對各疾病治療藥劑的反應後，才會下結論。換句話說，「雖然患有過敏性鼻炎，但是即使治療了過敏性鼻炎，咳嗽依舊沒有改善，而針對胃食道逆流疾病持續使用藥物兩個月後，咳嗽獲得改善，因此病患的咳嗽是胃食道逆流所引起的」，這樣的方式才是最正確的診斷方法。

二、不就醫就能輕鬆治癒慢性咳嗽嗎？

吸菸是最常見且最容易改掉的慢性咳嗽成因。有菸癮的情況下，對身體有害的物質會跑進支氣管內，身體為了防禦便會形成痰液和引起咳嗽。碰到這種情況時通常只要戒菸，咳嗽自然就會改善了。

不過，戒菸後約有幾週的時間，咳嗽會咳得比較厲害一些，這是受吸菸影響而變差的呼吸道清潔能力，在恢復的同時，為了要清除吸菸期間無法澈底清掉的痰所引起的咳嗽。

假如持續維持禁菸狀態，這種咳嗽會隨著時間流逝而逐漸改善，因此如果不會對日常生活帶來不便，只要靜靜等待它自然改善即可。患者可以充分攝取水分，並使用加濕器等，維持呼吸道黏膜的濕度，便能縮短恢復的過程。

其次，高血壓藥物所引起的咳嗽，是在家就能輕鬆治好的慢性咳嗽。高血壓藥物中含有名為血管收縮素轉化酶抑制劑（Angiotensin Converting Enzyme inhibitor，ACE inhibitor）成分的藥劑，也被稱為ACE抑制劑。屬於ACE抑制劑的藥物除了可降血壓之外，對於其他心血管疾病或腎臟疾病也有正面效果，是經常被人們使用的藥物，不過罕見的是，服用此藥物後可能會有咳嗽或臉部浮腫的副作用。

尤其是ACE抑制劑所引起的咳嗽有服用數個月後才發作的情況，所以不易被懷疑是咳嗽的成因。因此，如果患有慢性咳嗽的話，務必要確認一下自己是否正在服用這類的藥物。雖然這些藥物的商品名稱不盡相同，但是成分名稱如卡托普利（captopril）、雷米普利（ramipril）、伊那拉普利（enalapril）、培哚普利（perindopril）、賴諾普利（lisinopril）等通常都帶有「－普利」（pril）的字尾，因此只要稍加留心檢查藥罐，輕鬆就能得知是否服用。

比起ACE抑制劑，近來多半使用其他種類的高血壓藥，而且即使服用ACE抑制劑也鮮少有人會咳嗽，因此就連醫生也會忽略ACE抑制劑所引起的咳嗽，所以必須仔細檢查處方箋才行。

三、多面向咳嗽抑制行為治療。

在診療現場主要是利用藥物來治療慢性咳嗽，不過也有能舒緩咳嗽的非藥物性治療方式，由於會同時進行各種治療方式，因此也被稱為「多面向咳嗽抑制行為治療」。多面向咳嗽抑制行為治療包含針對病患的教育、抑制咳嗽的行為（咳嗽抑制療法）、喉嚨照護（嗓音衛教治療法）、心理教育諮詢。

首先，針對病患的教育是，將重點放在反覆咳嗽所帶來的負面影響，以及讓病患了解可以自行控制咳嗽等方面。最具代表性的是，當喉嚨感覺好像有東西卡住時，要病患加以忍住，不要勉強咳嗽將東西吐出來。再者，讓病患明白如果經常咳嗽的話，會使喉嚨受損且咳得更頻繁，這件事十分重要。

咳嗽抑制療法中，包含想咳嗽時抿嘴呼吸、腹式呼吸、吞口水、喝水、嘴裡含冰塊、嚼口香糖等行為。教導這些行為後，當病患平時想要咳嗽時練習加以抑制，咳嗽就會逐漸改善。嗓音衛教治療法是降低直接與間接吸菸、用嘴呼吸、飲酒或飲用咖啡這些會讓口腔變乾燥的刺激。

經常被用來止咳的含藥物成分的喉糖，反而會使喉嚨變乾，因此不建議使用。相反的，多喝水和吃一般喉糖能維持口腔內的濕度，因此有助於治療咳嗽。最後，透過心理教育諮詢不斷告訴病患，治療咳嗽不容易、咳嗽成因與外在無關，以及設定實際目標後，應一點一滴達成。

四、民間療法。

不論是東方還是西方，針對咳嗽都有諸多民間療法，其中也有一些療法的效果已得到證實。具代表性的例子是攝取蜂蜜，透過科學研究已證實蜂蜜對咳嗽的療效。儘管不是以多數人為對象所進行的研究，所以稱不上是證據確鑿，但是據說感冒的孩童服用感冒藥和攝取蜂蜜對舒緩咳嗽有類似的效果。

除此之外，糖漿或檸檬茶這類飲品價格低廉又安全，對咳嗽多少有些功效，因此世界衛生組織（WHO）也鼓勵用於治療孩童感冒咳嗽這方面。據推測，這些糖漿或茶飲中含有砂糖成分，而砂糖成分會包覆感覺神經末梢，所以有抑制咳嗽的效果。

在韓國被大量使用的桔梗、生薑以及水梨汁等，因為具有上述所提及的砂糖成分的功效與各種中藥成分的效能，因此對於治療咳嗽有一定的幫助。不過，以這些食品為基礎的民間療法雖然可以輔助治療，但不太可能帶來極大療效。

再者，由於不是針對成因進行治療，因此使用時建議最好同時配合專家的治療。再怎麼說這些都屬於食品，攝取過量時可能會有副作用，所以必須酌量使用。

## 原因不明的咳嗽——過敏性咳嗽

從三年前開始，上班族慶希便開始無緣無故咳嗽，不但氣溫忽冷忽熱時會咳嗽，吃堅果類等堅硬食物、聊天、唱歌等，時時刻刻都在咳嗽。因為咳嗽而跑遍韓國各地知名醫院，每間醫院分別診斷出鼻炎、氣喘、逆流性食道炎等不同疾病，也接受長達數個月以上的各種治療，可是幾乎不見成效。

症狀一下子加劇，一下子好轉，可是似乎一年比一年嚴重。難道要這樣過一輩子嗎？她真的不知道以後的日子該怎麼過才好。明明沒有前面所提及的三大重要疾病，以及會引起咳嗽的支氣管擴張症、慢性支氣管炎等疾病，卻持續咳嗽的人遠比想像中來得多。近來多以「過敏性咳嗽」來解釋這種無從說明的慢性咳嗽。

咳嗽多半是位於喉嚨的咳嗽神經，或位於大腦的咳嗽中樞發出訊號時才會發生，通常是因為咳嗽神經或咳嗽中樞因某種因素而變得太敏感所致。因此，受到非常細微的刺激（冷空氣、香菸煙霧等）或正常來說不會誘發咳嗽的刺激所影響，咳嗽神經一受刺激就會使人不斷咳嗽。

說得更直白一點，神經好比流淌在我們體內的電線，當咳嗽神經周圍因諸多因素而發炎形成短路的話，日後只要受到一點刺激就容易冒出火花。像這樣因神經出問題而出現過敏性咳嗽的情況下，就算找到咳嗽的原因並加以治療，還是會咳個不停。

而且一直咳嗽的話，咳嗽神經便會出現傷口，導致神經短路變得更嚴重的惡性循環。因此，認同過敏性咳嗽觀念的人們目前正試著使用對神經起作用的藥物（例如神經痛藥或痲藥系列的藥物）來治療咳嗽，同時也在研發對咳嗽神經起作用的新型藥物。

不管原因為何，患有慢性咳嗽的病患都有共同的症狀。舉例來說，他們都有「覺得喉嚨癢癢的」、「好像有東西卡在喉嚨」、「覺得喉嚨乾乾的」、「想要咳嗽」等症狀。

韓國多所大學附設醫院所參與的某項研究中，曾經針對這些形形色色的症狀做過「哪些症狀在原因不明的慢性咳嗽中較常見」的調查，調查結果是「覺得喉嚨乾乾的」和「好像有東西卡在喉嚨」，較常發生在不易用其他疾病加以說明的慢性咳嗽患者身上。

在引起咳嗽的刺激方面看得出些許差異，痰或香菸煙霧這類經常引起咳嗽的刺激會導致多數慢性咳嗽患者咳嗽發作，但是患有無法用其他疾病加以說明的慢性咳嗽患者，卻會因為乾燥空氣、對話、香水、餐點、腹痛、熱空氣等，通常被人們認為不會引起咳嗽的刺激而導致咳嗽發作。

在無法用其他疾病加以說明的慢性咳嗽中，過敏性咳嗽有舉足輕重的作用，因此可將上述特徵視作懷疑是過敏性咳嗽的特徵。當然，由於過敏性咳嗽的概念才剛採用不久，現階段還無法一口咬定「碰到這種情形你就是患有過敏性咳嗽」，因此日後尚需深入研究。

## 慢性咳嗽跟慢性疼痛是同樣的疾病嗎？

當慢性咳嗽變成比想像中還要難以解決的醫學問題後，研究咳嗽的學者們便提出新假說，那就是「過敏性咳嗽」或「過敏性咳嗽症候群」的概念。以過敏性咳嗽症候群來說，不論咳嗽的原因為何，最後都是誘發咳嗽的咳嗽反射迴路出了問題所引起的。基於這樣的概念，慢性咳嗽從很久以前便開始折騰人類，所以才會將重點著眼於醫學家們所關心的「慢性痛症」理論上。

慢性疼痛是掌管疼痛的神經迴路出了問題，導致身體受到細微刺激便感到劇烈疼痛，或是明明受到不該覺得痛的刺激卻感到疼痛。只要將這裡所說的「疼痛」改為「咳嗽」，就等同於過敏性咳嗽中所解釋的症狀。事實上，傳遞咳嗽的神經與傳遞疼痛的神經種類相同，迴路的形狀也很相似，因此此假說得到大力支持。

1. 慢性咳嗽是指咳嗽持續八週以上，上呼吸道咳嗽症候群、氣喘、胃食道逆流是最常見的原因。
2. 咳嗽伴隨發高燒、發冷、肌肉痛的情況；有黃綠色的痰或吐出像血塊一樣的痰的情況；體重無緣無故下降的情況，以上情形可能患有重大疾病，建議盡速就醫。
3. 吸菸或高血壓藥物所引起的咳嗽是在家就能輕鬆改正的慢性咳嗽成因。
4. 咳嗽抑制行為療法屬於慢性咳嗽的非藥物性治療。蜂蜜水、糖漿、桔梗或水梨等對於治療咳嗽也有些許助益，屬於被廣泛使用的民間療法。

# 第5章

# 學會和異位性皮膚炎和平相處

二十出頭的敏秀從小就患有異位性皮膚炎，她長期生病，也使用大量藥物，就連身邊的人說有效的民間療法她也全部試過了，可是卻沒有痊癒，現在幾乎呈現放棄狀態。可是不知道是不是最近工作壓力大，皮膚突然又變差了，讓她不得不到醫院報到。

以前是手臂或腿彎起來的部位、脖子、耳朵後方出現像慢性濕疹一樣的東西，現在範圍變得更大了。因為實在太癢了，使她一度抓到結成血痂，甚至流湯又流水。明明不是傳染病，卻要在意他人的眼光，讓她飽受折磨。

## 發癢與皮膚發炎一再復發，就是過敏

異位性皮膚炎是典型的過敏性疾病，是一種皮膚發癢又發炎、濕疹會一再復發的慢性發炎皮膚疾病。主要發病的部位會隨著年齡而改變，嬰兒時期好發於臉部；開始爬行時期，好發於因接觸地面而受到刺激的手腳部位；再大一點則好發於手腳彎曲的部位、脖子、耳朵後方等處，也好發於臉部、手腕、腳踝等部位。

主要發生在幼兒和孩童時期，並隨著年齡增長而改善，但是也有邁入青春期和成年後持續出現的情況，偶爾也有這個階段才首次發病的情形。青春期和成年期的異位性皮膚炎主要好發於手腳彎起來的部位、頸部、耳朵後側等處，也會出現在臉部、手腕、腳踝等部位上。以女性為例，有時乳頭上也會出現慢性濕疹。急性期時，孩童和成人大致上都會出現皮膚發癢變紅的濕疹，進入慢性期後，皮膚上的皺紋會加深，並出現皮膚有如大象皮膚般增厚的苔癬化現象，皮膚乾燥症也會越來越嚴重。慢性期時，慢性濕疹上頭會泛紅，同時也有可能一再出現流湯和結痂的急性病變。

假如特定部位隨著年齡增長，反覆出現搔癢和濕疹性皮膚發炎的症狀，甚至轉為慢性疾病，這時就要懷疑可能是異位性皮膚炎。

異位性皮膚炎也跟氣喘和過敏性鼻炎等其他過敏性疾病一樣，是近二十到三十年間急遽增加的疾病，有受家族史影響的傾向，而且發病也跟遺傳因素有關，但是環境因素所造成的影響也不容小覷。

異位性皮膚炎尤其好發於孩童身上，每五人中就有一人患有異位性皮膚炎，在韓國兒童青少年時期的整體慢性疾病中，屬於占據社會經濟負擔第三名的主要疾病。不只是孩童，近來罹患異位性皮膚炎的成人也有增加的趨勢，同時也發生在老年人身上（按：異位性皮膚炎在臺灣的盛行率約八％至一〇％）。

當我們看到膚質好的人時，總會用「皮膚像嬰兒肌膚一樣」來形容，嬰兒的肌膚白拋拋、幼咪咪，然而嬰兒時期卻容易有異位性皮膚炎的問題，而且偏偏好發於臉頰上。父母看著孩子又癢、又紅、又流湯的臉蛋，心情好比天塌下來一樣。

「明明是皮膚病，不是傳染病，可是大家好像都誤會了」、「每當期中考、期末考、工作壓力大增時，症狀就會加劇，進而影響日常生活」，每天在診間聽著異位性皮膚炎患者的苦衷，讓我明白儘早接受診斷和持續照護的重要性。假如我或家人的皮膚炎一再復發，就得立即進行確認病因的作業。

## 異位性體質（atopy）和異位性皮膚炎（atopic dermatitis）

我們經常稱異位性皮膚炎為「異位性體質」，在醫學上兩者是全然不同的意思。異位性體質意指氣喘、過敏性鼻炎、異位性皮膚炎有家族史遺傳的傾向，也意指人體對過敏誘因物質的過敏原，產生免疫球蛋白E的狀態。異位性皮膚炎則是異位性體質所引起的皮膚炎。

## 勤寫食物日記，患者也能享受美食

提到異位性皮膚炎的成因，便會讓人想到食物，然而食物是異位性皮膚炎成因的情形只占四〇%左右，其餘的六〇%與食物無關。有些病患攝取牛奶、蛋、花生、豆類、麵粉、海鮮、食品添加物等特定食物時，異位性皮膚炎會惡化，透過診斷與檢查發現誘因後就得避開該食物。

可是每個人的誘因食物不同，因此實際上並沒有什麼罹患異位性皮膚炎就完全不能吃的食物。在診間進行諮詢時，我經常碰到充滿自信的說「我的孩子有異位性皮膚炎，所以我不曾餵他喝牛奶和吃蛋，只有餵孩子吃有機食物」的人。

聽完檢查結果後，對方原本滿懷自豪的雙眼馬上開始動搖了。這段時間為孩子所付出的努力被否定了，有這般感受雖然令人感到遺憾，可是如同前文所述，食物所引起的異位性皮膚炎只占了一部分。因此無關於異位性皮膚炎，如果將對孩子成長有助益的食物，認為是有害的食物而加以限制，將會阻礙孩子的成長與發展。

再者，這麼做也可能對孩子的心理造成莫大壓力。比起盲目避開食物，更重要的是透過與過敏專科醫師的診斷與檢查找出正確誘因，並在必要情況下加以限制，再進行針對性的迴避療法。假如症狀不嚴重，患者可以親力親為的事情就是寫食物日記。

簡單來說，所謂的「食物日記」是針對送入嘴裡的所有食物、藥物等，一一記錄自己吃了什麼、何時吃的，並詳細寫下症狀惡化的時間以及惡化過程。有食物誘因的情況下，可透過食物日記追蹤一再引起的症狀。不但在日常生活中就能輕鬆做到寫食物日記這件事，在醫院裡為了推測食物誘因為何也會使用此方法。

為了確切診斷出食物誘因，有時也會在專科醫師的監督下住院，或是在檢查室裡進行口服食物激發試驗。通常會分階段攝取醫院覺得有疑慮的食物，再觀察攝取後的反應，其實這才是最準確的方法。

## 專科醫師的診斷方法

異位性皮膚炎不是靠檢查診斷出來的，而是醫師用肉眼觀察皮膚病變的狀態診斷而來的。在容易出現異位性皮膚炎的特定部位上，長期出現搔癢嚴重的皮膚發炎症狀之情況；有家人患有過敏性疾病之情況；患有皮膚乾燥症和皮膚頻繁感染時，有以上情形就要懷疑是異位性皮膚炎。

患者就醫後，醫師會透過問診詳細掌握有關疾病狀態的內容，檢查完皮膚狀態後，再藉由排除牛皮癬、錢幣狀濕疹、感染等其他皮膚疾病的方式，診斷出異位性皮膚炎。

異位性皮膚炎的肌膚狀態有急性與慢性之分。急性期時，主要是以皮膚發癢、泛紅以及結痂的濕疹型態出現，並且經常伴隨細菌或黴菌感染，也有流湯流水或突然惡化的情形。碰到這種情況時應接受診斷，並使用異位性皮膚炎治療藥物和適當的抗生素或抗真菌藥物。

進入慢性期後，皮膚上的皺紋會加深，並出現皮膚有如大象皮膚般增厚的苔癬化現象，皮膚乾燥症也會越來越嚴重。慢性期時，慢性濕疹上頭會泛紅，同時也很有可能反覆出現流湯和結痂的急性病變。

為了得知異位性皮膚炎的成因，可以進行將過敏原萃取物放在皮膚上再做檢查的過敏皮膚檢測，以及針對特定過敏原檢測過敏抗體的抽血檢驗。再者，寫食物日記也很有幫助，如果有需要，也可以藉由口服食物激發試驗來確診。

## 保濕是最重要的治療方式

如果想要了解異位性皮膚炎的發病原因與治療原則，首先必須知道皮膚的構造。皮膚是保護人體、對抗外界的第一道重要防線，一旦皮膚破皮，即便只是受到一點刺激也會覺得痛，甚至容易出血或流湯，外界的物質也會輕易跑進人體內。

正常的皮膚會呈現出，皮膚的上皮細胞猶如磚頭般整齊堆疊的堅固狀，然後縫隙間存在神經醯胺等，對保濕有重要功效的物質，宛如在磚塊之間塗上水泥，能加以支撐皮膚屏障。

異位性皮膚炎是因過敏發炎導致皮膚屏障被摧毀的狀態，特別是絲聚蛋白、神經醯胺等保濕成分不足時，導致原本整齊堆疊的皮膚磚塊崩塌。皮膚出現乾燥泛紅的發炎症狀，發癢讓人開始抓起皮膚，然後受到刺激的皮膚便因發炎逐漸惡化而陷入惡性循環。

因此，為了保護受損的皮膚屏障並維持肌膚的水分，避免肌膚乾燥和持續做好保濕與清潔工作，才得以預防異位性皮膚炎惡化與慢性化，同時也是最重要的皮膚照護方式。

洗澡也是預防異位性皮膚炎的重要肌膚照護法，建議一天泡澡一次，或是以三十五度至三十七度的溫水淋浴十五到二十分鐘。洗澡時，應避免用搓澡巾等物品刺激肌膚；抹肥皂時，比起將肥皂抹在材質粗糙的浴巾上再直接搓拭身體，建議最好利用柔軟的海綿等物品事先搓出泡沫後，再用手輕輕塗抹在身體上。

肥皂建議使用弱酸性且帶有保濕功效的產品。洗澡後，用柔軟的毛巾輕輕拍打身體以擦去水氣，洗好澡後的三分鐘內，在水分完全乾掉之前需盡快擦上保濕產品。使用保濕乳液既是治療異位性皮膚炎環節中最重要的肌膚照護法，也是基礎治療法。

即使沒有進行其他治療，光是勤擦保濕產品，大部分的異位性皮膚炎也會獲得改善。保濕產品可根據水分含量分類為乳液、乳霜、軟膏等，可依據季節、膚質、使用部位等條件來挑選質地。

乳液型的保濕產品質地稀，夏季使用起來較方便；乳霜類的則是一年四季皆適用；冬季時根據膚況來看，軟膏類的保濕產品會更有效。如果要使用乳液型的保濕產品，建議外出前二十到三十分鐘使用，可以的話，最好挑選無香味、無色素等，刺激成分較少的保濕產品。

市面上推出的異位性皮膚炎保濕產品功能大同小異，比起省著用昂貴的產品，我更推薦購買價格合理的保濕產品，然後經常（一天擦三到五次以上，不用洗澡也可以擦）使用。

## 133異位性皮膚炎照護密碼

1：每天以三十五度至三十七度的溫水，泡澡或淋浴十五分鐘到二十分鐘，一天一次。

3：洗好澡後的三分鐘內擦上保濕產品。

3：一天擦保濕產品三次以上。

## 發炎初期積極治療

避免暴露在誘因與惡化因素中的迴避療法與肌膚照護是治療異位性皮膚炎的基礎，但是發炎時，尤其是皮膚泛紅、發癢、流湯、增厚時，務必使用藥物儘速消炎。萬一沒有在初期壓下來，任憑皮膚發炎的話，過敏原會經由受損的皮膚屏障滲入，進而變成食物過敏、氣喘等其他過敏性疾病，並演變為皮膚色素沉澱、苔蘚化等慢性皮膚病變，這時便適用「發炎要及早且積極治療」（Hit early, Hit hard）的原則。當異位性皮膚炎的發炎症狀惡化時，必須使用藥物盡快且確實消炎才行。

異位性皮膚炎使用的藥物有塗抹型的局部類固醇、塗抹型的局部免疫抑制劑、抗組織胺藥劑、抗生素、全身性類固醇、口服免疫抑制劑、免疫療法、光照治療、生物製劑療法等。

塗抹型的局部類固醇基本使用守則如下。

第一，遵照醫師處方用藥。如同所有醫藥品一樣，遵照專科醫師的處方適量用藥十分重要。所謂的「類固醇恐懼症」（steroid phobia）是指在使用類固醇之前便感到恐懼與害怕，是全世界的共通現象。

不過，局部類固醇依強度可分為七級，異位性皮膚炎主要使用的是強度五到七的弱效類固醇，通常會根據皮膚部位與發炎程度開處方藥，因此只要遵照專科醫師的指示適量用藥就不用擔心。

第二，塗抹型的類固醇不是保濕產品，因此只能用於皮膚病變的部位，不能用於沒有病變的部位。

第三，根據皮膚病變程度與身體部位使用不同種類的產品。專科醫師檢查後會開合適的處方藥，一般原則如下。臉部等皮膚又薄又脆弱的部位，會使用強度最弱的局部類固醇；手腳等皮膚偏厚的部位，會使用強度相對較強的局部類固醇；擦在頭皮或身體的情況下，乳液型態的產品較為適宜。

擦外用藥物時，隨意塗抹或強迫讓藥物滲入肌膚中的話，反而會因受傷而使症狀惡化，因此務必留意。

第四，應持續用藥，即使肉眼看得到的皮膚已經改善了，仍可能會發炎，因此切勿立即停止治療，持續照護才能避免復發。若要減少藥物劑量或停止用藥，也要向主治醫師諮詢。

## 擦類固醇軟膏時善用FTU

從直徑五毫米的藥膏軟管口徑中擠出一節成人食指指尖長度的外用藥，重量約為〇．五公克，這就是FTU，稱為指尖單位（fingertip unit）。一FTU可以塗抹成人兩隻手掌左右的面積。

舉例來說，臉部面積相當於雙手手掌的面積，因此塗抹全臉所需的用量即為一FTU。如果要擦成人的全身，需要二十個雙手手掌的面積（二十FTU）；如果要擦在孩童身上，十個（十FTU）就差不多了。

塗抹型局部免疫抑制劑的成分有普特皮（Tacrolimus）或膚樂得（pimecrolimus），用來代替局部類固醇，是藉由抑制免疫來消炎的治療藥物，它沒有長期使用局部類固醇藥物時會出現的副作用，主要用於臉部、頸部等敏感的肌膚部位。第一次擦的時候可能會有灼熱感，可以改用別的產品，或是過一陣子適應之後通常就沒有什麼大問題了。

抗組織胺藥劑雖然對於消除異位性皮膚炎的發炎症狀沒有太大效果，但是為了舒緩搔癢感還是會開處方藥。以前會有嗜睡、口乾舌燥、便祕等諸多副作用，近來問世的第二代抗組織胺藥劑幾乎沒有嗜睡或其他副作用。

此外，因細菌、病毒或真菌（黴菌）感染而導致異位性皮膚炎惡化的情況下，分別會使用抗生素、抗病毒藥、真菌劑。異位性皮膚炎惡化得太嚴重，導致它對其他藥物完全沒有反應的情況，或是需要快速見效的情況下，可以有限服用全身性類固醇或注射類固醇。

好處是它能迅速改善症狀，但是一旦減少或停止使用全身性類固醇藥劑，症狀可能就會惡化；長期持續使用的話，可能會有全身性的副作用，因此務必在必要時刻有限度的使用。

治療重度異位性皮膚炎時會使用免疫抑制劑——環孢素（cyclosporine），環孢素是口服藥物，對孩童來說也很安全，所以被當作有效的治療藥劑使用。不過罕見的是，它可能會造成高血壓、腎功能異常等副作用，因此需要定期檢查，並且謹慎觀察與用藥。

如果過敏原塵蟎是造成異位性皮膚炎的原因，可以考慮做免疫治療。免疫治療是將塵蟎這類誘因過敏原少量注入體內，以誘導免疫耐受性（耐受性），日後接觸到誘因過敏原時讓人體不會產生反應的治療。主要使用在氣喘、過敏性鼻炎、蜂毒引起的過敏性反應等情況，但是條件允許的話，這也是對異位性皮膚炎有益的治療方式。

它有皮下注射療法與舌下免疫療法，而且至少需要三到五年的治療時間。針對部分重症難治的異位性皮膚炎患者，近來已研發出生物製劑，並於市面上販售。它的型態為注射劑，是介白素－4α受體拮抗劑，能阻斷跟過敏發炎有關的介白素－4和介白素－13的訊號。

除此之外，在設備齊全的醫院做光照治療也會有幫助。

## 異位性皮膚炎患者的生活技巧

不只食物或吸入性過敏原，汗水、壓力、材質粗糙的衣料、肥皂使用過度、溫度與濕度急遽變化、空氣汙染等，都有可能導致異位性皮膚炎惡化。一天擦保濕產品三次以上很重要，冬季皮膚會變得相當乾燥，因此更需要經常擦保濕產品。

此外，夏季可能會受到汗水刺激，因此必須經常清洗，並在水分乾掉之前擦上保濕產品。因考試或工作等因素而產生壓力的情況下，異位性皮膚炎可能會急速惡化。因此，異位性皮膚炎患者平時更要花些心思在緩解壓力上，建議最好事前上一些課程以便應付急性惡化的情況，預先備好所需藥品也很重要。

材質粗糙的衣料會刺激皮膚，促使異位性皮膚炎惡化，因此建議挑選柔軟棉質的衣物。

T恤等衣物頸部後方的標籤也會造成刺激，所以最好剪掉。洗澡時（雖然我明白大家都想要搓掉增厚的皮膚），請克制自己，別使用會刺激皮膚的搓澡巾等。溫度與濕度急遽變化也是異位性皮膚炎惡化的因素之一，應盡可能避免暴露在那樣的狀況下，並維持適當的室內溫度與濕度。以室溫十八度至二十三度、濕度四〇％至五〇％最為合適。

「住家會攻擊人」是所謂的病態建築症候群，是讓大眾了解異位性皮膚炎的第一功臣。甲醛是用於建築物或是家具的黏著劑原料，室內裝潢用的油漆也含有甲醛，而病態建築症候群，正是因甲醛等揮發性有機化合物刺激皮膚，使異位性皮膚炎症狀惡化的現象。

以新房為例，數十年下來，含有揮發性有機化合物的建材會對室內釋放出甲醛等物質。搬進新家後，這些物質會刺激眼睛、鼻子、喉嚨及呼吸道黏膜，進而出現眼睛又痛又癢、喉嚨刺痛沙啞、咳嗽等刺激症狀，有時也會引起頭痛、疲勞、精神萎靡不振。

對於患有異位性皮膚炎、氣喘、過敏性鼻炎、蕁麻疹等過敏性疾病的患者來說，症狀可能會因此惡化。除了甲醛之外，二甲苯、甲苯、苯、有機磷、阻燃劑、氯乙烯等物質都是會促使過敏性疾病惡化的主要有機化合物。

為了預防病態建築症候群，基本上會建議使用揮發性有機化合物較少的建築家具黏著劑、油漆等材料；搬家前七天起，先升溫通風一下也大有裨益，將室內暖氣溫度維持在三十度以上達八小時左右後，通風換氣十二到十八小時，以消除揮發性有機化合物。

比起新住宅，可以的話建議採購蓋好三年以上的住宅，不過最重要的是做好基礎照護，也就是持續用保濕產品好好保養皮膚，並妥善使用治療藥物。搬家後、居家改造後，或是購入新家具或電子產品等居家用品後，假如異位性皮膚炎惡化，就需要掌握其原因且進行治療，同時還得清除室內汙染源。

經常打開窗戶和門通風換氣，做完會汙染室內空氣的活動後更需要時常通風。近來變成社會問題的懸浮微粒也會導致異位性皮膚炎惡化。為了預防惡化，妥善照護才是最重要的。

## 預防病態建築症候群的特效藥，升溫通風的方法

1. 一律清除家具、收納櫃、櫥櫃等居家用品的紙張或塑膠，然後將門打開。
2. 一律關上與戶外相通的門（確實達到密閉空間的標準，這樣才能省下暖氣費，效果也較佳）。
3. 盡量開啟暖氣設備，室內溫度維持在三十度至三十五度，然後持續約八小時（如將溫度調升至四十度以上，建築材料和裝修材料可能會變形，請格外注意）。
4. 充分通風換氣十二到十八小時以上。
5. 搬家前七天起，至少要通風換氣四到五次。

過敏解方全書

1. 異位性皮膚炎是慢性濕疹型皮膚過敏疾病，如同慢性一詞所述，這並非一朝一夕之間就會痊癒的病，需要持續照護。
2. 治療核心在於避開誘因與惡化因素，讓皮膚經常維持在滋潤的狀態，並儘速且確實進行妥善的藥物治療。
3. 保養肌膚很重要，應持續使用保濕產品及積極做到皮膚照護133。
4. 有別於過去，現今的治療不但有效，而且幾乎沒有副作用。

# 第6章

# 皮膚過敏，全身發癢、睡不好，怎麼辦？

幾年前開始，六十三歲的哲煥皮膚便因不明原因而發癢，皮膚上明明沒有出現斑點或明顯的症狀，卻時時刻刻覺得癢。他認為是上了年紀才出現的現象，所以既沒有去藥局，也沒有就醫，可是從一個月前開始變得越來越癢了，連覺都睡不好。

## 發癢也是一種病嗎？

搔癢是有股想要抓皮膚或摩擦皮膚的衝動，是讓皮膚感到不適的感覺。與其說搔癢是特定疾病，倒不如說它是一種症狀，是刮除皮膚上的有害物質，試圖保護皮膚的生理自我保護功能。

根據某研究，一生經歷慢性搔癢症一次以上的人其比例為二二%，每五人當中就有一人有搔癢症，可說是相當常見的症狀。雖然大部分的搔癢症是暫時發病，隨後就會消退，但是如果碰上長時間且持續發病的搔癢症，就必須找出原因並加以治療。

搔癢症發病也跟異位性皮膚炎、蕁麻疹、牛皮癬等各種皮膚疾病或腎臟疾病、肝臟疾病、甲狀腺機能異常、霍奇金氏病這類惡性血癌等內科疾病有關。此外，像傳染病疥瘡這種相當頑強的皮膚疾病也有極其嚴重的搔癢症，偶有因消炎止痛藥、血壓藥、糖尿病藥物、抗生素等藥物而發病的情況，因此必須檢視搔癢症發病的時間點有無服用新藥物。

## 這全是肥大細胞惹的禍！

德國的醫學家保羅・艾利克（Paul Ehrlich）在一八七七年發現了肥大細胞。肥大細胞存在於人體與外界接觸的皮膚、呼吸道或腸胃道黏膜表面正下方，所以一開始才會命名為長得肥肥胖胖的細胞，但是這跟我們經常所想的發胖的「肥胖」（obesity）無關。

肥大細胞的基本功能是，保護我們的身體以避免外界微生物入侵，其細胞內部保有大量的生化武器。皮膚下方的肥大細胞只要受到刺激，這些生化武器就會瞬間湧現出來，促使周圍血管擴張，因此皮膚會泛紅（紅腫），血液中的液體成分血漿則會跑出來堆積於血管外，導致皮膚腫起來（膨疹）。

這些生化武器中最具代表性的是組織胺，除了造成皮膚紅腫或起膨疹之外，也會引起難以忍受的搔癢感。過敏藥物中的抗組織胺藥劑能抑制組織胺的作用，改善搔癢症狀。

然而，搔癢症並非跟所有疾病有關。皮膚乾燥症是老年人搔癢症最常見的原因，皮膚內保有水分的功能會隨著年紀增長而衰退，這通常是因為常存於皮膚表皮上的脂質或天然保濕成分減少所造成的。如果有吹暖氣，皮膚會變得更乾燥，所以冬季時有惡化的趨勢；長時間洗澡數次的情況下，搔癢症也有可能加劇。

## 到底誤食了什麼？

三十八歲的家庭主婦美英一週前吃完午餐後，約莫過了三十分鐘，皮膚上突然出現了紅色斑點。隨後四肢、腹部也冒出紅色斑點，因為發癢而抓它的話又會腫起來，搔癢感也越來越嚴重，甚至連嘴唇也慢慢腫了起來。

就算去藥局買過敏藥物服用，也只有當下有效，可是一到晚上，搔癢感又再次加劇，連紅斑也增多了。時鐘指著凌晨兩點，可是美英卻癢得睡不著覺，她憂心是不是哪裡出了嚴重的問題，嚇得趕緊叫醒先生，隨後趕往急診室。

「蕁痲疹」是過敏反應，是皮膚出現紅腫（泛紅）及膨疹（發腫）的現象，樣子有如被蚊子叮咬一樣。大小可從一毫米到十公分以上，相當多變，有時小疹子會逐漸變大，然後彼此碰在一塊，進而變成巨大的斑點；有時也會觀察到膨疹的中心部位消下去後，只留下泛紅邊緣的馬蹄形或地圖形狀的病變。

全身上下從頭到腳任何一處都有可能起疹子，通常出現後幾小時內會自動消退，不會留下痕跡。萬一蕁麻疹持續長達一天以上且消退後留下色素沉澱，可能不是過敏性蕁麻疹，而是其他疾病（蕁麻疹性血管炎），因此務必要接受專科醫師的治療。

蕁麻疹十分常見，一五％至二〇％的一般大眾，一生中至少會經歷一次以上，近來發病頻率則有增加的趨勢。像美英一樣，突然起疹子後短時間內又消退的蕁麻疹稱為急性蕁麻疹，通常是食物或藥物所引起的。為了找出美英長蕁麻疹的原因，首先必須一一將午餐所包含的食材記錄下來，日後再吃這些食品時，如果沒有異狀，那它們就不是誘因物質。

另外，不只是食材，添加在食物中的香料或調味料也可能引起蕁麻疹。再者，也要檢查一下近期服用的藥物，這時除了醫藥品之外，保健品、中藥等也包含在內。像這樣列出清單且第一次清點完發病可能性後，再前往醫院針對有疑慮的食物或藥物進行過敏反應檢查或抽血檢驗，就能提高找到誘因物質的可能性。

基本上，包括蕁麻疹在內的過敏性疾病都有一到晚上就會惡化的傾向，這是因為夜晚時抑制過敏發炎的類固醇激素濃度下降的緣故。此外，假如因搔癢症而睡不好的話，會對身體造成壓力，導致蕁麻疹變得更嚴重。

## 蕁麻疹持續六週以上就是慢性病

滿臉憂愁的永元（四十三歲，上班族）打開診療室房門後走了進來，他飽受蕁麻疹的折磨已超過十年。這段期間他跑遍各大醫院，做過無數次過敏精密檢查，結果顯示他對塵蟎和花粉有反應，但跟蕁麻疹沒有太大的關係，也找不到跟食物之間的關聯性。

他吃飯以素食為主，每天吃的食物大同小異，有時症狀嚴重，有時卻又平安無事的度過一天。他滴酒不沾也不抽菸，吃了醫院開的藥之後雖然有效，可是嗜睡卻對工作帶來莫大妨礙，所以他只打算在真的很痛苦時才吃。近期，蕁麻疹的症狀變得越來越嚴重，最近一個月以來，就算吃完藥症狀也絲毫沒有改善。

持續長達六週以上的蕁麻疹稱為慢性蕁麻疹，一百人當中有〇・五至五人患有慢性蕁麻疹，平均下來每年一百人中則會多出一・四名慢性蕁麻疹的新患者，尤其是近幾年下來慢性蕁麻疹患者明顯增加了許多。

以前好發於兒童與老年人身上，近來二十到五十歲之間的發病率卻大幅增加，人們認為這跟生活習慣改變與社會活動活躍所造成的壓力等因素有關。慢性蕁麻疹不是會威脅生命的疾病，但其症狀會出現在與外界接觸的皮膚上，因此對人際關係、社會生活帶來巨大影響。

症狀主要會在夜晚惡化，是睡眠障礙與慢性疲勞的成因。有研究報告指出，慢性蕁麻疹患者同時患有憂鬱、焦慮、強迫症、社交恐懼症等，罹患精神疾病的機率比一般人高出二到三倍。

跟急性蕁麻疹不同的是，有七〇%的慢性蕁麻疹找不到明顯的病因，而且導致蕁麻疹惡化的因素實在太多了。近來就有研究報告顯示，慢性蕁麻疹患者當中，有許多是自體免疫性（是一種錯誤的免疫反應，免疫細胞攻擊自己身體的狀況）機轉所造成的。這種具有自體免疫性的慢性蕁麻疹會無緣無故反覆發病，而且不太可能會自行消退，通常會持續數年之久。

前來就醫的慢性蕁麻疹患者都希望能經由全面性的過敏檢測，逐一查出自己蕁麻疹發病的原因，可是即使真的做了檢查，通常也得不到令人滿意的結果。經由過敏檢測雖然找得到以前完全不知道的過敏誘發物質，卻難以斷定那就是目前罹患的慢性蕁麻疹成因。

舉例來說，就算在過敏檢測中得出自己對塵蟎或白樺樹花粉呈陽性反應，也不能說塵蟎和花粉就是蕁麻疹的病因，其結果只能表示患者帶有過敏體質。如果詳閱網路上公開的體驗心得，會有許多針對一百多種過敏物質的抗體檢測、代謝異常檢測和微生物檢測等不在保險範圍內的各種檢查推薦文。

當然，會建議做檢查是有原因的，而檢查結果也可能會發現異常，但是目前大部分的情況仍無法針對相關檢查結果做出正確解釋，也無法說明慢性蕁麻疹的發病原因或經過。此外，慢性蕁麻疹患者當中，有些伴隨著非一般過敏誘因物質如冷空氣、壓力、水、變熱的環境、陽光等刺激所引起的物理性蕁麻疹（physical urticaria），這種情況下，用一般檢查是找不出病因的，需經過詳細諮詢後（可以的情況下），再進行激發試驗才能確診。

因此，如果患有慢性蕁麻疹，建議先與過敏專科醫師討論，再選出一定要做的檢查之後再進行。

## 導致慢性蕁麻疹惡化的因素

「吃進嘴裡的東西」是誘發蕁麻疹或導致蕁麻疹惡化的第一項因素。一般而言，含有大量防腐劑的速食食品、火腿、培根或香腸這些加工肉類，以及含有許多組織胺的鯖魚、秋刀魚這類青背魚，都極有可能導致症狀惡化，因此最好避免食用。

此外，飲酒後蕁麻疹惡化的情況十分普遍，所以如果患有慢性蕁麻疹，建議最好避免飲酒。再者，某些特定食物肯定會對某些人帶來症狀加劇的影響，因此當然要避開該食物。不過，沒有必要避開過敏檢測中有反應的所有食物，也沒有所有慢性蕁麻疹患者一定要避開的食物清單。

偶爾為了改善體質會採取斷食或吃素等極端的控制飲食療法，可是這對改善蕁麻疹毫無幫助，而且會營養不均衡及有害健康，所以請多加留意。

第二項因素是藥物。消炎止痛藥、血管張力素轉化酶、荷爾蒙藥物、瀉藥等，都有可能會誘發蕁麻疹或使蕁麻疹惡化。

第三項因素是身體疲勞及精神壓力。應盡可能消除壓力因子，找出屬於自己的紓壓方式，並建議睡眠時間能達到七到八小時。

最後，過於酷熱的環境也是蕁麻疹的成因。大部分的蕁麻疹在炎熱環境下有惡化的傾向，因此應盡可能避免運動過度、洗三溫暖和汗蒸幕、熱敷、洗熱水澡等，可以的話夏天時最好過得涼爽一些。

## 懷疑有慢性蕁麻疹，可嘗試的檢查方法：

一、過敏皮膚檢測：懷疑是接觸性蕁麻疹的情形；伴隨著過敏性鼻炎或氣喘等其他過敏性疾病的情形，做過敏皮膚檢測是有幫助的。吃完東西後症狀惡化的情況下，可藉由食物過敏原進行皮膚反應檢測，便能分辨出需要限制攝取的食物。

二、乙醯甲膽鹼皮膚檢測：將會刺激膽鹼性神經系統的乙醯甲膽鹼少量注射到皮膚上，檢查是否會出現蕁麻疹，有助於確認是否患有膽鹼性蕁麻疹。

三、自體血清皮膚檢測：少量抽出患者本人的血液後，清除血液細胞，再將液體成分收集起來，以進行過敏反應檢測。

檢測時，有自體免疫問題的患者會出現搔癢、紅腫和膨疹的症狀，這是因為血液的液體成分中含有會攻擊自己的物質，像這樣有自體免疫問題的情況下，蕁麻疹通常都會持續好一段時間。

四、冰塊檢測：暴露在冷空氣或冷水中的皮膚時，會產生搔癢感或蕁麻疹，即為寒冷性蕁麻疹，而此檢測將有助於診斷寒冷性蕁麻疹。將冰塊置於皮膚上約十五分鐘，如果是患有寒冷性蕁麻疹的病患，接觸到冰塊的皮膚會長出蕁麻疹，並出現冰塊形狀的膨疹。

## 雖然費時，但是會好轉

炯允在醫院聽說自己可能有自體免疫的問題後，便用自己的血液成分做了皮膚檢測，並檢測出他對自己的血液成分呈陽性反應的結果，確診患有自體免疫疾病。

在乙醯甲膽鹼皮膚反應檢測中也出現蕁麻疹反應，由此便能得知他同時患有膽鹼性蕁麻疹。首先，他按時服用兩種抗組織胺藥劑，也避免從事運動或洗三溫暖等，會讓體溫上升的活動，再觀察後續反應。每天服用抗組織胺藥劑已過了兩週，可是蕁麻疹至今依然完全沒有改善。

如前所述，由於慢性蕁麻疹難以找到正確病因，因此比起根除誘因的治療，能舒緩症狀的藥物治療才是重點所在。在多數情況下，進行藥物治療後搔癢症和蕁麻疹便會得到控制，可是一旦停止用藥就會復發，因此有些患者認為這不是根本的治療方式，也不信任醫療團隊，甚至會自行任意中斷治療。

治療的確需要一定的耐心與努力，即使十分費時但總有一天會痊癒，因此絕非不治之症。治療蕁麻疹的基本原則如下。第一，找出蕁麻疹的病因與惡化因素並加以避開；第二，篩選適當藥物並酌量使用。

### 一、抗組織胺藥物是第一階段的治療劑。

從肥大細胞中釋出的組織胺等發炎物質是誘發慢性蕁麻疹症狀的主要原因，而防止組織胺起作用正是治療的重點。組織胺會爭相對發揮作用的受體產生作用，而「抗組織胺藥物」正是避免組織胺起作用的藥劑。

H1抗組織胺藥物有鹽酸羥嗪（hydroxyzine）、氯菲安明（chlorpheniramine）等長期被人們使用且安全性受到認可的第一代藥物，但是第一代抗組織胺藥物引起嗜睡、口乾舌燥等副作用的頻率相對也比較高，因此對於必須長期服用藥物的慢性蕁麻疹患者來說並不妥當。

後來人們推薦使用第二代抗組織胺藥物（勝克敏液〔cetirizine〕、鹽酸左西替利嗪〔levocetirizine〕、樂雷塔定〔loratadine〕、地氯雷他定〔desloratadine〕、非索非那定〔fexofenadine〕等），它沒有慢性蕁麻疹第一階段治療劑所帶來的嗜睡、口乾舌燥等副作用，並可根據反應增加用量。

**患有慢性蕁麻疹的情況下，不是只有冒出蕁麻疹時才需服用藥物，原則上沒有症狀時也要持續吃藥。**慢性蕁麻疹患者中，約有五〇%的患者在六個月到一年之內症狀就會改善，但由於慢性蕁麻疹屬於罹病期平均約為四年的長期疾病，因此必須設立長期治療計畫。

在門診室碰到的諸多患者對於長期進行藥物治療感到憂慮，不過幸好慢性蕁麻疹的主要治療藥物抗組織胺即使長期服用也沒有嚴重的副作用，所以可以安心使用。

### 二、如果用了抗組織胺藥物卻沒有改善呢？

使用抗組織胺藥症狀卻沒有得到控制的情況下，可以試試看調節免疫系統的藥劑。免疫抑制劑如環孢素對於慢性蕁麻疹也有療效，但是長期大量用藥的話，可能會出現腎功能衰退或血壓上升等副作用，所以必須定期監測才行。

近來喜瑞樂單株（omalizumab）抗體注射藥劑被廣泛用來治療難治性慢性蕁麻疹。喜瑞樂單株會緊抓觸發過敏性反應的 IgE 抗體，避免它附著在肥大細胞上，因此對於慢性蕁麻疹等各種過敏性疾病有治療效果。然而，效果只能持續一個月左右，所以一個月要注射一次，以便維持控管狀態。

控制過敏發炎物質如白三烯（leukotriene）的抗白三烯素也可以作為輔助使用。一般來說，慢性蕁麻疹的治療期間長，而長期使用所帶來的副作用令人擔憂，因此並不會使用類固醇藥劑，可是碰到急性惡化的情況時，可以短期使用口服類固醇藥物。

除此之外，維生素D會參與各種免疫反應，尤其是它與過敏性疾病的關聯性更是備受矚目。近來就有報告指出，慢性蕁麻疹患者在補充維生素D之後便有效控制住蕁麻疹症狀。

## 皮膚照護、環境管理、藥物治療，缺一不可

一、皮膚照護。

避開引起症狀或導致症狀惡化的原因並進行藥物治療相當重要，但是皮膚照護也是慢性

蕁麻疹患者治療時不可或缺的一環。

保濕是皮膚照護的第一環節。談到保濕就會想到洗澡後要擦乳液或乳霜，但是使用保濕產品時需要留意的一點是，保濕產品不是一天擦一次就好，而是要一天反覆擦好幾次效果才會好。

保濕產品有乳液、乳霜、軟膏劑之分，乳液型的保濕力差，但是使用起來很方便；軟膏劑保濕力最佳，但是質地黏稠，所以喜好度偏低；乳霜的質地則介於乳液和軟膏劑之間。

保濕產品貴不代表就比較好用，含有神經醯胺成分或脂質成分且有助提高保水功能及恢復皮膚屏障的最好，可以的話請盡可能使用沒有防腐劑或香味的產品。雖然極其罕見，但是有些患者使用保濕產品後皮膚會變得更癢，可能是保濕產品成分引起過敏反應，碰到這種情況時應更換保濕產品。

為了滋潤皮膚，適量擦上保濕產品後再輕輕拍打以幫助吸收。偶爾也有一些人被建議加強保濕而認真保濕，卻哭訴搔癢症變得更嚴重，這是因為擦太多保濕產品以致皮膚無法吸收，進而殘留在皮膚上堵住毛孔，症狀才會惡化。

認真洗澡是皮膚照護的第二環節。如果皮膚保護膜因頻繁洗澡而受損，體溫因三溫暖的熱氣而上升，皮膚的水分就會跑掉，我們的身體便會試圖將體溫降至正常範圍。

這種情況下蕁麻疹症狀會惡化，建議一天洗一次澡，並用溫水和柔軟的浴巾簡單清洗就好。搓澡擦背會刺激皮膚，所以不建議這麼做。洗澡後的三分鐘內趁身上還有水分時擦上保濕產品最有效。

二、環境管理。

維持適當濕度比什麼都來得重要。乾燥環境會使皮膚變得乾燥，因此室內溫度應維持在二十度左右；為了維持濕度，建議在室內擺放濕衣服或濕毛巾。避免穿會摩擦或刺激皮膚的化學纖維或羊毛質料的衣物，並盡可能排除其他刺激因素。

三、日常生活中發癢的簡易應對方案。

● 冷敷。

讓皮膚降溫有助於使引起發癢的神經媒介分泌變少，因此可以在局部發癢處冷敷或將乳液放進冷藏室使之降溫，皮膚發癢時使用將大有助益。

● 勿抓，用拍的。

發癢時勿抓皮膚，建議用拍的。疼痛感與搔癢感經由相同神經迴路傳遞，覺得很癢的時候，只要拍打皮膚或冰敷，就能舒緩發癢的感覺。這是因為痛覺會被傳遞至神經迴路以取代搔癢感，讓皮膚暫時感受不到搔癢感的緣故。

此外，雖然抓癢能暫時覺得舒服一些，但是皮膚屏障可能會因此受損，而且皮膚經過刺激後更有可能會引起嚴重的搔癢感，因此應盡量避免亂抓。

## 我們所不知道的皮膚過敏

一、搔抓或被衣物壓住的部位會腫起來的皮膚劃紋症。

「皮膚劃紋症」是因能在皮膚上寫字而得名。只要受到搔抓或劃過皮膚的刺激，幾分鐘之內受到刺激的部位就會泛紅並腫起來，好發於蕁麻疹患者身上，也有三%左右的正常人有過這樣的經歷。

通常持續二十到三十分鐘後便會消退，因此無須過於擔心。只不過有些人會伴隨嚴重的搔癢症，所以有可能需要用藥物治療。患有皮膚劃紋症時，只要服用抗組織胺藥物，就能控制住紅腫與搔癢症狀。

二、運動後或洗澡後，出現斑點或發癢的膽鹼性蕁麻疹。

有別於一般蕁麻疹，因運動過度、精神壓力或洗熱水澡等因素，導致體溫上升時，可能會出現大小約一到兩毫米有如小米般的膽鹼性蕁麻疹病變。如果是一般蕁麻疹，通常會因為發癢而叫苦連天。

相反的，相較於發癢，膽鹼性蕁麻疹通常會有刺痛感。調節人體基本機能的自律神經系統分布在皮膚及全身上下，如果體溫上升了，會增加皮膚汗腺的分泌，導致調節體溫的功能或皮膚交感神經系統出問題，進而引起蕁麻疹。

膽鹼性蕁麻疹多半發生在年輕男子身上，而且時不時就會發作，持續幾年後便會消退，因此對生命不會帶來直接影響。不過持續發癢以致對日常生活造成不便的情況下，有必要考慮進行藥物治療。

三、因諸多因素所引起的物理性蕁麻疹。

● 壓力性蕁麻疹。

壓力施加於皮膚上，幾小時過後蕁麻疹就會發作。應避免加壓皮膚，但是情況不允許時，可以進行藥物治療。一般的抗組織胺藥物治療成效不佳，有可能需要使用含有類固醇的抗發炎治療。

● 寒冷性蕁麻疹。

暴露在冷空氣或冷水中的皮膚，會產生搔癢感或蕁麻疹，通常只會出現在皮膚上，但是症狀嚴重的情況下，可能會伴隨呼吸困難、心跳加速或頭痛。約有一%至三%左右的慢性蕁麻疹患者有寒冷性蕁麻疹病史，即使沒有接受治療，兩到五年過後通常就會慢慢好轉。

● 水源性蕁麻疹。

這是接觸水的皮膚上所產生的罕見蕁麻疹。跟寒冷性蕁麻疹或膽鹼性蕁麻疹不同的是，它發病與否跟接觸到的水溫無關。

● 日光性蕁麻疹。

如果暴露在太陽光線下，幾分鐘內露出的部位開始發癢且長出蕁麻疹的話，便有可能患有日光性蕁麻疹。長期暴露在強烈光線下導致皮膚晒傷，稱之為「光毒性」。受到光過敏性反應的影響，皮膚的過敏免疫細胞會因為光線而被活化起來，進而導致日光性蕁麻疹發作。

症狀嚴重時，抗組織胺藥物和類固醇軟膏能派上用場，但是如果患有日光性蕁麻疹，平時要多擦防晒乳，並穿著長袖衣物或拿陽傘，以避免陽光直接接觸皮膚，預防蕁麻疹發作十分重要。

● 熱因性蕁麻疹。

體溫上升的情況下，膽鹼性蕁麻疹會發作；日光性蕁麻疹跟體溫上升無關，而是因為暴露在陽光下所產生的。有別於以上兩者，熱因性蕁麻疹會局部發生在受熱的部位。

四、血管性水腫，皮膚深處長蕁麻疹。

皮膚是由表皮、真皮、皮下脂肪層等三層所組成。血管性水腫是過敏反應導致真皮層深處或皮下組織腫脹的情形，其特徵是腫脹的那層位於內側，而皮膚會腫起來，但是沒有明顯的病變。

通常會出現在眼皮或嘴脣上，不過也有可能攻陷手腳、喉嚨或腸胃道。比起跟蕁麻疹反應相似的過敏性發炎反應，血管性水腫發病部位較深，而且經常伴隨著蕁麻疹，因此如果暴露在某物質中，隨後立即出現症狀的話，可初步懷疑是過敏性反應。

然而，除了過敏性反應之外，血管性水腫也會因藥物、基因缺損而發病，有時則會因為對異物的反應、其他免疫系統異常而發病，碰到誘因物質不明的情況時，必須進一步做詳細檢查。

靠抗組織胺藥或類固醇得以改善病症，而且幾乎沒有暫時出現在皮膚上或造成嚴重後果的情形。不過，血管性水腫發生在喉嚨的情況下，可能會阻塞呼吸道，如果覺得喉嚨緊緊的且呼吸困難，很有可能演變為緊急狀況，因此務必立即就醫。

五、容易被誤認為是肌膚問題的接觸性皮膚炎。

長期反覆接觸經由碰觸皮膚而引起過敏性反應的物質時，可能會引起「過敏性接觸性皮膚炎」的皮膚發炎疾病。一旦透過接觸產生過敏免疫反應，人體便會對該物質留下印象，只要下次再暴露於該物質中，就算少量仍會出現發癢、紅腫、斑丘疹等皮膚異狀。

一段時間過後，接觸部位以外的其他皮膚上也會出現異狀，因此有時也會被誤認為是全身性的皮膚疾病。一般來說，皮膚接觸到誘因物質之後症狀會慢慢發作，因此多數情況下，人們並不知道究竟是暴露在什麼東西之中才出現症狀的。

過敏性接觸性皮膚炎的常見誘因有鎳和鉻等金屬及化學物質，化妝品、染髮劑等也多少會經由皮膚接觸而引起過敏反應。懷疑是過敏性接觸性皮膚炎的情況下，進行皮膚長時間（兩天以上）接觸各式各樣的物質再觀察反應的貼布試驗，將有助於找出誘因物質。

## 遺傳性血管性水腫

血管性水腫中的「遺傳性血管性水腫」是因特定遺傳基因異常而發病，發病原因跟缺乏免疫系統C1酯酶抑制劑的補體活性化調節酵素有關。由於跟水腫相關的其他免疫系統一切正常，所以平時沒有引起特殊症狀，可是一旦症狀一經觸發，便會在幾小時內急遽發展，猶如電影《綠巨人浩克》（*Hulk*）的主角一樣，變臉後連身邊的人也認不出來。

尤其是小腸因水腫而變窄時，可能會引起有如腸子糾結的嚴重腹痛，喉嚨腫脹的話則可能因窒息而喪命。由於遺傳性血管性水腫的發病機制跟一般過敏性疾病截然不同，治療方法也不一樣，因此必須經常攜帶得以應付緊急狀況的藥物。平時透過服用荷爾蒙藥物可降低症狀發生的風險，但是長期服用荷爾蒙藥物會提高副作用的風險，因此仔細診斷後尚需要安排治療計畫。

1. 異位性皮膚炎、蕁麻疹、牛皮癬等諸多皮膚疾病經常會引起發癢症狀，不過罕見的是，有時候發作跟內科疾病、感染性疾病有關。隨著年齡增長、皮膚變得越來越乾燥，常常也會出現發癢症狀，跟疾病無關。

2. 持續長達六週以上的蕁麻疹稱為慢性蕁麻疹。慢性蕁麻疹主要會在夜晚時惡化，也是睡眠障礙、慢性疲勞、憂鬱症和社交恐懼症的成因。

3. 含有大量防腐劑的食物、含有許多組織胺的青背魚類、飲酒、消炎止痛藥等藥物，都可能是蕁麻疹惡化的原因。

4. 除了食物和藥物之外，身體疲勞、精神壓力、睡眠不足、過熱的環境、運動過度和乾燥的環境皆會使蕁麻疹惡化，因此需要維持良好的生活習慣。此外，務必持續進行能舒緩症狀的藥物治療。

# 第 7 章

# 蛋、牛奶、海鮮
# 碰不得？
# 注意食物過敏

三十四歲的上班族鐘動最近有新煩惱。從三個月前開始，每次吃平時最愛的海鮮時身體都會發癢並長出蕁麻疹。起初他以為是生吃海鮮所導致的，可是後來陸續又出現一、兩次相同的症狀，現在每次吃海鮮時，蕁麻疹似乎都變得越來越嚴重。

結果一週前吃完辣燉海鮮後，他的臉突然發燙又發腫，連喉嚨裡面都腫起來，以致呼吸困難，不得不前往急診室。

## 食物過敏是食物不良反應的其中之一

我們每天吃三餐，中間會再藉由點心或零食等食物，來獲得生活所需的能量與快樂。飲食這件事足以稱作是我們的日常，而食物更是占據了我們生活的一大部分，也對健康帶來莫大影響。然而，有時候這些食物卻會引起毛病。吃了變質的食物後會嘔吐、腹瀉；如果吃了平常不太合自己胃口的食物，也會出現腹痛或長蕁麻疹的問題。

像這樣**吃了食物後出現意料之外且不願發生的反應，我們稱之為「食物不良反應」**。食物不良反應大致上可分為毒性反應、過敏和不耐症。毒性反應是吃到變質的食物後所引起的，就像食物中毒一樣，症狀可根據毒性物質的量加以預測。

食物過敏有別於食物中毒，與其說問題出在食物上，更準確的說法是它會發生在擁有特殊體質的食用者身上，是食用者的免疫系統對特定食物產生不必要的過敏反應時才會發作。

換句話說，對他人不成問題的食物卻在自己身上出現無法預料的異常反應。如果引起過敏的食物是平時常吃的食物，那它將會帶來無比的壓力。

從個人體質所引起的反應這點來看，不耐症跟過敏類似，不過不耐症屬於人體免疫系統未加以干涉的非免疫過敏反應。簡單來說，**食物不耐症意指該人經不起某特定食物，這跟攝取的人本身的體質因素與食物本身的特性皆有關聯**（參考圖表4）。

最典型的例子就是喝了牛奶或吃了乳製品後因無法消化乳糖而腹瀉的乳糖不耐症，這是因為先天缺乏負責消化牛奶中的乳糖

**圖表4　食物不良反應的種類與特性**

| 種類 | 原因 | 特徵 | 主要例子 |
|---|---|---|---|
| 毒性反應 | 攝取到含有毒性物質的食物。 | 比照用量後可預測症狀。 | 吃到變質食物後所引起的食物中毒。 |
| 過敏 | 個人特殊體質所引起的免疫性過敏反應。 | •少量也會發作，且不能比照用量。<br>•難以預測。 | •水果、蔬菜、堅果類所引起的口腔過敏症候群。<br>•蛋、牛奶、海鮮、麵粉所引起的過敏性反應。 |
| 不耐症 | 個人體質所引起的反應，這點跟過敏類似，但是屬於免疫系統未加以干涉的非免疫過敏反應。 | •少量也會發作。<br>•通常不會比照用量，但是部分會比照用量。<br>•難以預測。 | •含有咖啡因的飲料所引起的心悸、失眠。<br>•攝取到含有食品添加物或類似組織胺的化學成分的食物後所產生的蕁麻疹或發癢症狀。<br>•喝完牛奶所產生的乳糖不耐症與腹瀉。 |

酵素所出現的現象，不是過敏。只喝一杯咖啡便感到心悸或失眠，此情況也屬於這一類。

在藥理作用上，大量攝取咖啡因本來就會引起這樣的反應，但是如果碰到對咖啡因感到敏感的特殊體質時，即使是一般不會產生反應的少量咖啡因也可能會使症狀發作。

防腐劑、色素、調味料等食物添加物，或是起司、巧克力、茶、發酵食品等，其中也含有少量類似組織胺的化學成分，這些也會誘發蕁麻疹或發癢等症狀。此外，魚或海鮮等食物不新鮮的話，變質過程中會形成類似組織胺的成分，一旦攝取到這樣的食物，便會產生平時吃新鮮食物時不曾出現的過敏反應。

## 根據年齡與地區差異而呈現多樣性的食物過敏

引起食物過敏的主要食物會隨著年齡而有諸多差異。食物過敏好發於兒童身上，原因在於嬰幼兒或兒童時期的免疫系統尚未發育完全的緣故。

牛奶、蛋、豆類是導致未滿兩歲的孩童過敏發作的主要食物，但是這些食物所引起的過敏多半會隨著成長而自然消失，據悉大概在五到七歲時，有七〇%至八〇%的孩童不會再出現這樣的問題。

麵粉、花生、堅果類、芝麻、魚類、貝類及甲殼類也是容易引起孩童過敏的食物，不過通常會在孩子年紀稍長後才會發病，而且症狀會持續好一段時間，不太會自行改善。

成年人多半對麵粉、堅果類、魚類、貝類及甲殼類過敏，一旦發病便難以消失，並且會持續一段時間。此外，人對水果或蔬菜過敏的發生率偏高，並有症狀長期持續的傾向。

食物所引起的過敏也會根據地域或國家而呈現出多元面貌。儘管根據不同人種也有遺傳上的差異，但是據悉不同地域的食物種類或烹調方式等，飲食生活習慣與飲食文化之差異也會帶來極大影響。

舉例來說，其他國家不太會使用蕎麥當作食材，只有在韓國、日本等地才會出現蕎麥過敏的問題。在韓國，蠶蛹也是過敏原因之一，但是在其他國家幾乎沒有相關報告（**按：根據聯安診所最新出爐的國人〔臺灣〕十大過敏食物排行榜，第一名蛋白、第二名小麥、第三名花生**）。

烹調方式也會影響過敏發作，魚類或海鮮中有些過敏物質一經加熱或烹煮後，型態就會改變，這樣的情形主要發生在有生食文化的地方。

花生是東方人與西方人皆會大量攝取的食品，不過西方人較容易出現花生過敏的問題，人們認為這是因為西方人通常會將花生烘烤後再吃，而東方人則是水煮或油炸後再吃的緣故。烘烤的調理方式會提高花生引起過敏的特性。

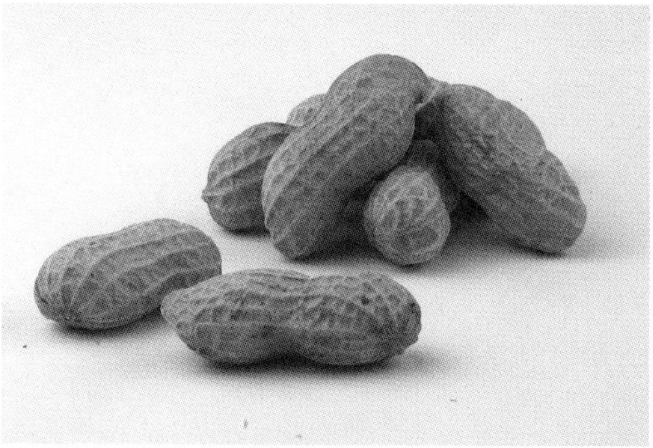

▲ 西方人較易出現花生過敏的問題。

## 什麼是免疫耐受性？

免疫系統是對付細菌或病毒這些會對人體造成傷害的外來病原體，並保護人體避免生病的結構。為了正常運作，免疫系統要能夠辨識從外部入侵的物質與自體的物質，同時也要會分辨從外面入侵的物質對人體是利是弊才行。

我們攝取的食物是為了人體健康，因此多半對人體無害。即便是外來物質，人體的免疫系統也會讓這些無害的食物在體內被正常消化且吸收，使人體沒有產生什麼特別反應，可說是給予了包容，我們稱之為「免疫耐受性」。

食物過敏是免疫耐受性出現異常時，以致免疫系統對食物產生不必要的過敏反應所引起的病症。

## 對豬肉的誤解

人們認為豬肉等肉類容易引起過敏，因此只要過敏症狀發作，在掌握具體原因之前便會無條件禁吃肉品，然而這並不屬實。雖然不代表沒有肉類過敏的問題，但是這並非常見因素，據悉豬肉過敏鮮少發生在孩童和成年人身上。

## 花粉會導致水果過敏？

身為大學生的惠珍最近時常出現一些以前不曾有過的症狀。三年前的春天，她又是流鼻水、又是打噴嚏，連眼睛也經常發癢，後來診斷出是花粉過敏。從去年開始，只要吃到蘋果或李子，她的嘴巴就會產生灼熱感，並覺得喉嚨腫起來。

然而，不是每次都會出現這樣的症狀，而且大約十到二十分鐘過後症狀便會改善，所以她沒有太在意。可是過節的時候吃了生栗子後也出現類似症狀，幸好二十分鐘後症狀就好轉了，但是她後來又吃了生栗子，結果再度出現類似症狀。

不過神奇的是，只有吃生栗子時會出問題，蒸熟的栗子或市面上加工製成的熟栗子就安然無恙。

水果過敏是成年人最常見的食物過敏之一。對水果過敏通常是吃了蘋果、奇異果、李子、水蜜桃、哈密瓜等水果後，出現口腔刺痛或發癢、舌頭或喉嚨腫脹的症狀。

一般來說，症狀不會持續太久，而且多半只局限在口腔和喉嚨，因此稱為口腔過敏症候群。與其說口腔過敏症候群是對特定水果感到敏感而發作的，更準確的說法是，大部分是先有花粉症，到了第二階段口腔過敏症候群才會發病。

這是花粉中的主要過敏成分和蔬果中的過敏成分結構相似所出現的現象，稱為過敏「交叉反應」。白樺樹花粉是會跟蘋果、奇異果、李子、水蜜桃、哈密瓜等水果，產生交叉反應的典型吸入性過敏原，也是春天時過敏性鼻炎、結膜炎的主要成因。

大部分患有口腔過敏症候群的水果過敏患者也對白樺樹花粉過敏，但是白樺樹花粉症患者中，大約有一半會同時患有口腔過敏症候群。與食物過敏相關的交叉反應不是只發生在白樺樹花粉和水果、蔬菜、堅果、豆類之間，它也發生在其他食物上。

據悉，香蕉、南瓜、小黃瓜、西瓜等蔬果跟豚草花粉之間也有交叉反應；芹菜、紅蘿蔔、辣椒、大蒜、洋蔥、巴西里等食物跟山地蒿也有交叉反應。類似的食物種類也可能有交叉反應，對牛奶過敏的話，有九〇％以上會對山羊乳過敏，甲殼類為七五％、魚類為五〇％、堅果類約為三七％會出現交叉反應（參考圖表5）。

換句話說，對牛奶過敏的患者幾乎無法吃山羊奶粉這類山羊乳製品。

成年人常見的過敏誘因食物例如甲殼類，也是相同道理。

如果患者對蝦過敏，通常也很有可能對螃蟹或龍蝦過敏。

## 圖表5　跟食物過敏有交叉反應的物質

| 引起過敏反應的食品 | 可能因交叉反應而產生問題的食品 | 交叉反應率 |
| --- | --- | --- |
| 豆類：花生 | 其他豆類：碗豆、扁豆、大豆。 | 5% |
| 堅果類：核桃 | 其他堅果類：巴西堅果、腰果、榛果。 | 37% |
| 魚類：鮭魚 | 其他魚類：旗魚、比目魚。 | 50% |
| 甲殼類：蝦子 | 其他甲殼類：螃蟹、龍蝦。 | 75% |
| 穀類：小麥 | 其他穀類：大麥、黑麥。 | 20% |
| 牛奶 | 羊肉、山羊奶。 | 92% |
| | 肉類。 | 10% |
| 花粉：白樺樹、豚草 | 蔬果：蘋果、梨子、哈密瓜。 | 55% |
| 水蜜桃 | 其他薔薇科水果：蘋果、李子、櫻桃、梨子。 | 55% |
| 哈密瓜 | 其他水果：西瓜、酪梨、香蕉。 | 92% |
| 乳膠 | 水果：奇異果、酪梨、香蕉。 | 35% |
| 水果：奇異果、酪梨、香蕉 | 乳膠。 | 11% |

## 口腔過敏症候群為什麼不會擴散至喉嚨以下的部位？

吃完特定食物後，尤其是水果，會覺得口腔刺痛或發癢，而且舌頭或喉嚨也腫脹起來，我們稱之為「口腔過敏症候群」。為什麼口腔過敏症候群的症狀只出現在口腔或喉嚨，而不像過敏性反應一樣出現全身性的症狀呢？

原因在於，口腔過敏症候群成因的白樺樹花粉過敏誘因成分的結構特性。因為白樺樹花粉過敏原和蔬果過敏原有一致性，在結構上皆不穩定，所以容易被酵素、胃酸或熱度破壞，進而失去引起過敏的特性。

因此，水果吃完後會被消化酵素或胃酸破壞，只有在攝取時直接接觸的部位如口腔或喉嚨等處會暫時出現輕微的症狀，只要沒有大量攝取就不會引起全身性的症狀。受到不穩定性的影響，過敏誘因成分不耐高溫，因此只要經過加工或烹煮再攝取，症狀就不會發作。

## 如何找出食物過敏的原因？

京美（四十五歲）晚上聚餐完回到家後全身冒出蕁麻疹，不但臉腫了起來，胸口也覺得悶悶的，便前往醫院急診室。跟往常一樣，她除了與朋友們一起聚餐、喝茶之外，沒做其他特別的事。院方替她打完針和做完藥物治療後，她的症狀獲得改善，並告訴她可以返家了。

沒弄清楚是什麼原因造成的，就這樣返家好嗎？面對突如其來的狀況，京美感到不知所措。

該如何找出食物過敏的原因呢？京美首先要做的事情就是，逐一回想當晚聚餐時所吃的食物並記錄下來。只要逐一記錄吃下去的東西，就能找出麵粉、堅果類、海鮮等，會導致成年人過敏的主要嫌疑犯。

假如平時不吃的食物中有特殊的項目，可將該項目當作誘因食物。如果有可疑的食物，建議先確認過往的病史，這麼做對於檢視以前吃完該食物或類似成分的食物後，是否曾經出問題、有無其他過敏疾病等大有助益。

接下來可以針對食物進行過敏檢測，最常進行的檢測方式有，針對食物做的皮膚檢測以及血液中對食物產生特殊反應的過敏抗體（IgE）檢測。此檢測可以只挑選出幾項有疑慮的食物進行，也可以針對所有會引起過敏的常見食物進行，不過即使檢測結果呈陽性或陰性，也不能立刻診斷出是否對食物過敏。

這跟病史有一定關係，因此必須再查清楚實際上攝取的食物是否有問題。萬一難以透過病史或檢測加以確認，會實際攝取該食物來檢查症狀是否發作，我們稱之為「激發試驗」。

最理想的方法是透過雙盲試驗讓患者攝取假食物如安慰劑，藉此進行對照與確認，可是實際施行難度重重，因此有時候也會對患者進行開放性的試驗。假如患者有過敏性反應這類重度反應的風險，務必要在有經驗的醫護人員之嚴密監督下才能進行。

寫飲食日誌是無法從病史中確認有疑慮的食物時所使用的方法。定期逐項記錄吃下的食物，並確認食物過敏症狀發作前或一段時間內所攝取到的食物，再從病史中找出一再出問題的食物或食物成分。

碰到可疑食物不只一個或不明確的情況時，一段時間內先禁吃可能有疑慮的食物，再檢視症狀是否改善；或是間隔固定時間攝取一項有疑慮的食物，再確認症狀是否發作。善加活用這些方法的話，也可以自我檢測。

## 無法用一般過敏檢驗加以檢測的食物過敏

即使是食物所引起的過敏反應，也有一些食物過敏是無法藉由過敏檢驗加以檢測。檢查患者對食物是否帶有 IgE 過敏抗體，是目前醫院所使用的過敏檢測方式，假如 IgE 抗體沒有介入患者帶有的食物過敏發病機制，而是由其他種類的抗體或細胞干涉，那麼用一般的過敏檢測當然難以鑑定。

舉吃完漆樹皮燉雞後全身皮膚起疹子為例，漆汁意指從漆樹科植物中流出來的汁液，敏感的人皮膚如果碰到漆汁容易引起接觸性皮膚炎，接觸到的部位會又癢又紅，嚴重的話甚至會流湯或腫起來。

在韓國，人們會吃漆樹皮燉雞當作當地養生美食，但是對漆汁較敏感的人如果吃了漆樹皮燉雞，全身上下可能會跟皮膚碰到漆汁時一樣冒出疹子，我們稱之為全身型接觸性皮膚炎。接觸性皮膚炎是以免疫細胞作為媒介所引起的過敏，而非 IgE 抗體，因此必須採用有別於一般過敏檢測如貼布試驗的方式來檢查，或是只能透過激發試驗加以驗證。

乳糜瀉（在臺灣非常少見，通常好發於西方人身上）是基於遺傳因素等原因，以致吃了含有麩質成分的食物後所引起的腸炎疾病，它也不是以 IgE 作為媒介，所以用針對麩質所做的 IgE 檢測是無法驗證的。

如前所述，乍看之下以為是過敏，但是實際上免疫機制未介入的非免疫性過敏反應連檢測也難以驗證。調味料、色素、防腐劑等大量添加在速食食品中的食品添加物所引起的過敏反應是典型例子，敏感的人只要吃了含有這些成分的食物就會出現發癢或長蕁麻疹的症狀，嚴重的話可能會導致呼吸道收縮及呼吸困難等。

乍看之下症狀與食物過敏雷同，可是這也不是 IgE 過敏抗體介入的反應。這種食品添加物過敏反應並非免疫反應受到誘導所產生的，而是成分本身刺激了會引起過敏的細胞，進而促使組織胺分泌所產生的。

紅酒、啤酒、起司這類發酵食品、熟成水果、香菇、堅果類、巧克力、香料、放久的魚類、海鮮或肉類等，就算是天然食品也會含有少量的組織胺成分，如果患有慢性蕁麻疹或異位性皮膚炎的敏感人士攝取到這些食品，可能會導致發癢或起疹子的症狀加劇。

不過，這種情形也不是 IgE 介入所發生的，所以在過敏檢測中不容易出現，唯有透過詳盡的病史詢問或激發試驗才能驗證。

## 可以再吃會引起過敏的食物嗎？

身為主婦的智妍最近因為健康問題而鬱鬱寡歡，兩年前過敏性反應第一次發作時她就醫檢查，並在血液中檢測出對麩質過敏的抗體，經確診為小麥過敏。起初她克制自己不吃麵食，可是原本就熱愛麵包和麵條的她，抱著吃了又不會死的心態，三不五時就吃一下，此後曾因過敏性反應發作數次而前往急診室。醫生奉勸她稍有不慎可能會丟了性命，並告誡她短期內應避免食用麵食。難道智妍真的得跟麵包永遠說再見嗎？

食物過敏患者可以再吃會引起過敏的食物嗎？簡單來說，礙於食物過敏的多樣性與複雜性，答案會根據諸多情況而有所不同，因此目前沒有正確答案。以當今醫學知識水平為標準，能解答的部分如下。

首先必須了解食物過敏的自然病程，如同前面曾解釋過的，孩童對牛奶、蛋、豆類過敏的現象多半會隨著成長而自然消失，而且後續復原良好。然而，約有一〇%至二〇%的人即使成年了過敏症狀也不會消失。同時患有其他過敏疾病的情形、食物過敏初期症狀嚴重的情形、初期檢查時血液中針對該食物的 IgE 過敏抗體數值過高，或是皮膚反應檢測的反應偏大等情形，以上皆是目前可能會長期持續過敏的情況。

以食物過敏診斷與症狀評估層面來說，近來使用度最高的檢測方式為進行血液中的特異過敏原免疫檢驗。以牛奶過敏為例，如果初期對牛奶產生反應的 IgE 抗體未滿五 kU/L，那麼多數情況下長大成人後過敏症狀就會消失；但是如果超過五十 kU/L，大約只有六〇%的人過敏症狀會消失。

年幼兒童容易對蛋、豆類過敏，而其病程也與牛奶過敏雷同。兒童對花生、堅果類和芝麻過敏的情況下，過敏病程通常也會持續好一段時間，五到七歲時約莫只有一〇%至二〇%的人將不再受到過敏困擾。

再者，兒童對小麥過敏的話，長大後只剩下二〇%左右還會過敏，跟對牛奶、蛋過敏一樣，絕大多數人的過敏症狀會自然改善。不過，即便都是小麥過敏，年紀稍長的兒童或成年人一旦發病，那結果就另當別論了。

其實目前並沒有太多跟成年人食物過敏病程相關的研究結果，一般而言，僅有少數人的過敏症狀會自然消失或持續存在。另外，針對好發於成年人身上的其他食物過敏因素如魚類、海鮮、肉類、水果等，目前仍然沒有足夠的自然病程相關研究結果得以參考，但是跟兒童牛奶、蛋過敏的病程相比，成年人的過敏病症長存的可能性偏高。

假如食物過敏難以自然改善，那最重要的就是長期遠離該食物。（理論上）長期迴避該食物的話，對食物產生反應的 IgE 免疫抗體便會減少，因此就有機會改善食物過敏的問題。

除了有問題的食物外，食物過敏患者往往會對可能引起過敏的食物敬而遠之，肉類、魚類等動物性食品是一般常見的例子。這些食品對過敏沒有益處，一旦引起過敏，就得戒掉這些食物改吃素了。

肉類或魚類等食物也可能造成過敏或引起過敏反應，此話雖然不是毫無道理，但是盲目限制食物其實沒有科學根據可言，反而更有可能造成營養不良及身心壓力。

儘管罕見，但是仍然有患者對諸多食物有大範圍的過敏反應，不過多數情況下僅限於一、兩種以內的食物，這時只需要多留意跟該食物可能有交叉反應的類似食品即可。因此，可以的話請就醫檢查，以便確實了解對自己有疑慮的食物，並在醫師的諮詢下確認致敏原因，只要確實了解過敏狀態並加以照護，就能降低食物過敏可能引起的傷害。

還有一件重要的事情是，落實能明辨是非的聰明飲食生活。為此患者必須整理出自己能吃與不能吃的食物，並在日常生活中攝取食物時多加注意。以加工食品為例，透過食品標籤核對原料或成分也很重要。

目前韓國食品醫藥品安全處依「食品等標示基準」規定，需在食品標籤上另外標示出蛋類、牛奶、蕎麥、小麥、大豆、花生、核桃、水蜜桃、番茄、鯖魚、螃蟹、蝦、魷魚、豬肉、牛肉、雞肉、貝殼類（含牡蠣、鮑魚、淡菜）、亞硫酸類、松子等共計二十二項過敏誘發食品（按：根據臺灣衛福部的食品藥物管理署，於二〇二〇年十一月二日更新的資料顯示，過敏原強制標示項目調整為甲殼類、芒果、花生、牛〔羊〕奶、蛋、堅果類、芝麻、含麩質之穀物、大豆、魚類、亞硫酸鹽類等十一項及其製品）。

如果本身是食物過敏確診患者或是對食物過敏有疑慮的患者，攝取食品前務必詳閱背面的產品說明書，檢查該食品的原料或成分等資訊。

另外，也要了解閱讀食品成分標籤的方法。舉例來說，如果含有牛奶成分，會以酪蛋白（casein）或乳清（whey）作為成分標記；如果含有雞蛋成分，則會以蛋白、蛋黃、白蛋白等名稱標記，因此這部分有待留意。近來供餐單位或部分餐廳也會標示食品原料成分。

## 從食品標籤確認誘發過敏食品的方法

資訊標示面：食品類型、製造公司、製造日期、保存期限、保質期、包裝材質、原物料名稱及含量、成分名稱及含量、注意事項等。

※此處務必詳閱。可能有過敏誘發物質等注意須知或警語。

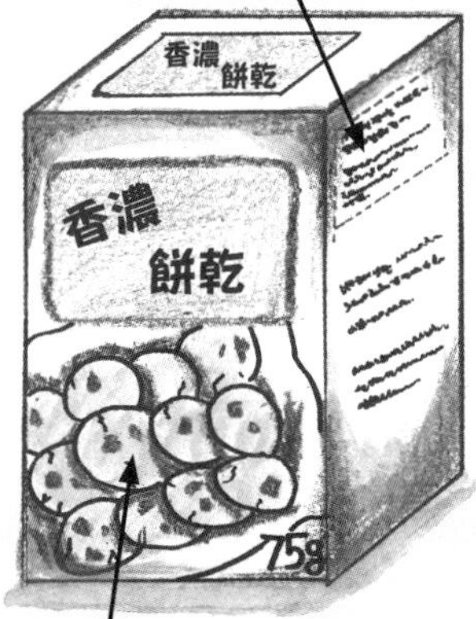


主要標示面：標示產品名稱與內容量。

只要善用所謂的替代食品，意即可代替過敏食物食用的食物，便能有效改善吃不到該食物而引起的營養不良問題。舉個例子，如果對小麥、黑麥或燕麥這類穀物過敏，那麼引起過敏的主要因素在於麩質，因此只要吃無麩質成分的食物或麩質成分少的食物即可。

具代表性的替代食物為白米或馬鈴薯，建議可以吃白米做的糕點、點心、麵條等，以取代麵包或麵粉製成的麵條。此外，近來市面上有許多「無麩質」（gluten－free）產品，專為對麩質成分敏感的人所推出，所以也可以攝取這些產品代替。

如果對牛奶或蛋過敏，可以用能補充蛋白質成分的豆漿或豆腐等食物代替；如果對豬肉、牛肉過敏，則可以用魚類或雞肉等食物代替。即便使用替代食品感受不到食材原本帶有的風味與口感，但是至少可以健康生活，沒有營養方面的問題。

生吃水果或蔬菜會導致口腔過敏症候群發作，但是煮熟再吃或加工後再吃的話，通常過敏誘因成分就會消失，患者亦能安然無恙。那蛋或牛奶等其他食物又如何呢？有聽過「焙乳」（baked milk）嗎？

焙乳是使用烤爐以高溫加熱後所調製而成的牛奶，此調理方式盛行於俄羅斯與烏克蘭，對未加工之一般牛奶過敏的患者，有七五％表示他們可以喝焙乳。這樣的患者也能吃含有牛乳但已高溫加工過的麵包或餅乾。在攝取含有牛乳的營養素這方面，只要利用烘焙的方式便能獲得改善。

有研究指出，如果對牛奶過敏的患者有喝焙乳的習慣，將能提高過敏自然消失的機率。

也有報告指出，對蛋過敏的人如果吃炒蛋等低溫煮熟的雞蛋會出問題，可是七〇%的人可以吃烤雞蛋等以高溫烹煮而成的雞蛋。

然而，即使煮過了，蛋、牛奶、花生、堅果、魚類、甲殼類等食物的過敏原相較之下耐熱性好，所以通常會原封不動的保留下來，因此需要格外注意這一點。另外，也別忘了這樣的情況可能會因人而異。

換作是幼童，奶粉是必備食品，假如因牛奶過敏而無法食用，可以善加利用減敏奶粉等產品。減敏奶粉是藉由酵素將引起牛奶過敏的主要成分加以水解後所製成的，雖然缺點是風味欠佳且容易排出像腹瀉一樣的稀便，但是就營養層面來說，它是不錯的替代食品。

只要了解食物過敏，就能戰勝它。也許多多少少會對生活品質造成影響，但是確實了解病情後，並接受自己的食物過敏狀態，相信一定就能克服它。

## 能不能讓孩子打從一開始就不會對食物過敏？

如果妳和先生都患有過敏性疾病，並擔心孩子過敏性疾病發作，那妳一定曾經想過這個問題：「我的小孩也會像父母一樣，患有過敏性疾病嗎？」、「是否有辦法預防孩子食物過敏呢？」、「非得遠離容易致敏的食物嗎？」、「如果要餵孩子，從什麼時候餵才合適呢？」

在過去，針對以上疑問所做的答覆如下：「為了降低過敏性疾病的發作，請盡可能長期以母乳餵養孩子，並至少等孩子滿六個月後再開始餵食副食品。」最近許多國內外指標都在推廣預防教育理念，雖然沒有針對如何預防食物過敏制訂具體方針，不過多數專家的普遍看法是，等孩子至少滿六個月後再開始讓他們吃蛋、花生、牛奶、魚類、麵粉等容易引起食物過敏的食品。

然而，近來透過幾項研究可發現，關於如何預防食物過敏的觀念正在改變中，而相關方針也在同步變動中。現存的幾項回溯性觀察研究結果指出，出生後約四到六個月及早接觸副食品或過敏相關食物反而可降低食物過敏的發作。

自「早期了解花生過敏」（Learning Early About Peanut，簡稱ＬＥＡＰ）研究結果發表後，與此相關的討論也正式開始了。這項研究是針對嬰兒期有濕疹問題或對蛋過敏的過敏高風險嬰兒，進行四到十一個月大時及早吃花生，與滿五歲前避免吃花生的比較性臨床實驗，結果令人出乎意料的是，及早食用花生的嬰兒滿五歲後花生過敏的頻率降低八六％左右。

後來也針對蛋等不同種類食物進行與此雷同的研究，而有別於眾多研究中的既有見解的是，研究結果顯示出生後四到六個月攝取該食物將能減少食物過敏的發生。

出生後六個月被認為是過敏疾病發作的最關鍵時期，目前臨床實驗已證明，提早在出生滿六個月前讓腸道接觸食物將能誘導免疫耐受性產生。日後勢必會有更多相關研究，不過可以預料的是，必定會研發出與食物過敏有關的有效策略。

## 過敏解方全書

1. 食物過敏是特殊體質導致免疫系統對特定食物產生不必要的過敏反應。
2. 假如有食物過敏的疑慮，務必透過向專家諮詢及進行皮膚檢測、抽血檢驗、激發試驗、寫食物日記等方法確切核實誘因食物，以確實掌握跟誘因食物及該食物可能有交叉反應的食物，並且多加留意。
3. 盲目的限制食物無濟於事，如果能利用替代食物或烹調方式等方法落實聰明的飲食生活，多半能減輕壓力及逐漸克服食物過敏的問題。

# 第8章

# 服藥後全身起疹子、呼吸困難，當心藥物過敏

現年二十五歲的大學生寅昌，因急性咽喉炎而拿了含有抗生素的藥服用。在便利商店吃藥配飲料後，他卻在走回教室的路上因頭暈目眩而昏厥過去，幸好路過的人將他送往附近醫院的急診室。

原來是嚴重的低血壓所導致的，持續施打升高血壓的藥物和吊完點滴後，他才恢復了意識。他生平第一次體會到與死神擦肩而過的感受，想到日後說不定連感冒藥也不能服用，便覺得不知該如何是好。

## 藥物副作用與藥物過敏

每個人一定都曾經歷過，明明是為了治療身體不適而服藥，卻出現預料之外的反應，也就是「藥物副作用」。不論是吃完消炎止痛藥後覺得胃痛，或是吃完抗生素後出現腹瀉的症狀，這些全是藥物副作用。這些藥物副作用大部分跟藥物本身的性質有關，因此有何反應我們多少能夠預測得到。

然而，有別於藥物副作用，「藥物過敏反應」不是藥物本身的問題，而是因為服用藥物的人本身體質對特定藥物出現症狀所造成的，因此難以預測。藥物過敏反應中，尤其是免疫細胞發揮作用而引起反應的情況，我們稱之為「藥物過敏」。

藥物過敏是免疫系統一再受到外來物質藥物的刺激，使免疫系統對藥物留下印象所產生的。因此，初次服用某種藥物時通常不會出現反應，但是多半會突然發生在已經安然無事服用該藥物數次的人身上，這就是無從解釋「我從去年就開始吃這副藥了，一點事也沒有，應該不是藥的問題」的原因，就算以前用藥安然無事也不能掉以輕心。

有哪些症狀足以令人懷疑是藥物過敏呢？跟其他過敏相同的是，藥物過敏症狀也會以諸多型態呈現。常見的有起疹子、長蕁痲疹等輕微皮膚症狀，有時也會嚴重到全身起疹子、血管性水腫、呼吸困難，甚至是發展成威脅到性命的過敏性休克等。

此外，也可能碰到發燒、噁心、嘔吐、腹瀉、肌肉關節疼痛、淋巴腺腫大，以及血液、肝臟、腎臟、肺功能異常等問題。世界上的任何藥物都可能是藥物過敏的成因，因此沒有精密檢查與專家診斷將難以找出致病藥物。

一般來說，抗生素、消炎止痛藥、抗癌藥、顯影劑等是經常引起藥物過敏的藥物。藥物所引起的過敏反應發作時，如果能弄清楚致病藥物並加以遠離，就能化險為夷。

可是，萬一再度使用致病藥物，將引起更嚴重的反應，甚至危及生命，因此曾有藥物過敏經驗的人務必查明致病藥物，並確實了解日後必須避免使用的藥物與能安全服用的藥物。

## 抗生素過敏的真假

曾有藥物過敏經驗的人當中，許多人都表示自己對抗生素過敏，其中最廣為人知的是盤尼西林（penicillin）過敏。盤尼西林是從黴菌中萃取而出的抗生物質，目前大多數的菌類對盤尼西林具有抗藥性，因此相較於使用盤尼西林，反而更常使用半合成盤尼西林，如阿莫西林（amoxicillin）或安比西林（ampicillin）等。

盤尼西林這類藥物原本的分子量極其細小，人體的免疫細胞無法辨識出來，可是一旦盤尼西林被體內吸收後，便會跟人體內的蛋白質成分結合，有些患者的免疫系統會對該結合成分感到新奇，將它當作外來物質，並針對該物質製造出過敏抗體，我們稱這樣的免疫反應為盤尼西林過敏。

盤尼西林休克是大家所熟知的盤尼西林過敏症狀之一，不但會因盤尼西林而產生全身性的免疫反應，也會陷入血壓下降的休克狀態。一旦發生過一次，下次便可能會引起更嚴重的反應，所以務必透過正確診斷以確認致病藥物，並限制使用可能導致反應發作的類似藥物。

盤尼西林原本是過去大量使用的著名典型抗生素，因此如果服用抗生素後發生問題，人們總會猜測是盤尼西林過敏所致，並將盤尼西林視為有毒的藥。可是，根據美國某項研究結果，聲稱自己對盤尼西林過敏的人當中，其實只有一〇%經證實為盤尼西林過敏，這也表示九〇%認為自己對盤尼西林過敏的人，實際上是可以使用盤尼西林的。

被細菌感染時，由於會使用盤尼西林類抗生素作為第一階段的治療藥劑，因此對盤尼西林過敏的情況下，能使用的治療藥劑相對也大幅減少了。如果考量到可能無法妥善接受治療的話，便能得知透過正確診斷是多麼重要的一件事。

此外，假如真的被確診為盤尼西林過敏，那麼不僅是盤尼西林，甚至也可能對類似盤尼西林、頭孢菌素（cephalosporin）類抗生素產生反應，因此務必前往有治療過敏的診所確認自己的致病藥物以及安全藥物是什麼。

## 藥物過敏處理方式

藥物過敏是因為免疫細胞已經對該藥物留下印象，因此越是持續用藥，反應會越來越嚴重。藥物過敏發作的情況下，首要處理方式是立刻停止使用被推測是致病藥物的藥物。如果光靠停止用藥仍無法改善，必須根據症狀使用抗組織胺藥物、類固醇、支氣管擴張劑、升壓劑等形形色色的藥物來改善症狀。

待急性症狀解決後，下一步是確認致病藥物。可使用皮膚檢測或抽血檢驗以便找出致病藥物，找到後從此不能再使用該藥物。萬一該藥物屬於必備的治療藥劑，而且必須持續用藥的話，建議採取階段性少量用藥的方式，只要施行能克服藥物過敏的「減敏療法」便能安全用藥。

## 消炎止痛藥過敏反應，不能只避開一項

現年二十七歲的研究生卿熹，三年前吃了醫院開給她的感冒藥後，皮膚多處長出蕁麻疹，連眼皮也腫了起來。由於當時一次服用多種藥物，以致她根本不知道問題出在哪種藥上，聽藥局說可能是盤尼西林過敏所致，她從此之後便跟抗生素保持距離。

平時生理期經痛嚴重，所以每次都會吃同一款止痛藥，不過期間服用止痛藥後，從來不曾出問題過。可是，兩個月前吃完感冒藥過了一小時後，全身上下冒出蕁麻疹，眼皮也腫得很嚴重，便前往急診室接受治療。

擔心之餘，她就醫試圖找出致病藥物，而當務之急是先確認以前出現症狀時所服用過的藥物。三年前拿到的處方藥是非類固醇消炎藥布洛芬（Ibuprofen）；兩個月前服用的藥是洛索洛芬（Loxoprofen）；平時生理痛經常服用的止痛藥是乙醯胺酚（Acetaminophen）。以後要遠離什麼藥呢？

事實上，消炎止痛藥過敏反應是相當常見的藥物過敏反應。較為常見的是暫時性蕁麻疹、水腫等輕微症狀，醫生通常會開抗生素作為感冒藥給患者服用，所以也有許多無法查明的病例。

這裡被稱為止痛藥的藥物不是麻醉性止痛藥，而是指為了控制疼痛和減輕感冒症狀，而

在第一階段被大量當作藥物使用的阿斯匹靈及非類固醇抗發炎藥。屬於非類固醇消炎止痛藥的藥物約有數十種，有些體質特殊的患者對這些藥物較為敏感，所以諸多種類的消炎止痛藥是致病成因，服用後會導致患者呼吸道或皮膚出現過敏反應。

對止痛藥過敏反應有疑慮時，不能只因為遠離特定消炎止痛藥就掉以輕心。原因在於，對單一非類固醇消炎止痛藥有過敏反應的情況下，也極有可能對其他種類的非類固醇消炎止痛藥有類似的反應，因此必須禁用包含阿斯匹靈的所有非類固醇消炎止痛藥。

大多數的患者不清楚正確的藥物名稱，只記得是感冒藥過敏，所以一再服用類似的藥物以致副作用嚴重。因此，服用感冒藥或消炎止痛藥後，如果出現喘不過氣、長蕁麻疹或血管性水腫等症狀，應透過向過敏專科醫師諮詢以查明致因藥物，並將該藥物記錄下來，每次看診時向醫師提出，以避免再次服用到類似的成分。

消炎止痛藥和抗生素會引起藥物過敏是眾所皆知的事，但是其他藥物也會引起藥物過敏，只不過頻率較低罷了，因此服藥期間如果出現以前不曾有過的症狀，判定藥物是否為其成因十分重要。

服藥期間只要出現任何症狀，應跟醫師討論，確認目前服用的藥物是否會誘發該症狀，確定停止用藥是否可行後，接著才停止用藥並檢視症狀是否有改善。

## 何謂嚴重型皮膚藥物不良反應？

嚴重型皮膚藥物不良反應（Severe Cutaneous Adverse Drug Reaction，簡稱SCAR）是皮膚出現嚴重發炎的藥物反應，分別有表皮與黏膜壞死脫落的史蒂芬強森症候群（Stevens-Johnson Syndrome，簡稱SJS）、毒性表皮溶解症（Toxic Epidermal Necrolysis，簡稱TEN）與伴隨皮膚出現斑點且體內器官發炎的藥物過敏反應症候群。

雖然鮮少發作，但是永久性的傷害可能導致後遺症，死亡率高達一〇%至三〇%，又以跟安樂普諾（allopurinol）或癲通（Carbamazepine）有關的案例最多，使用這些藥物的人當中，有時數萬人中會有一人產生反應，因此難以預測。

如果是帶有特定免疫基因的人或腎功能衰退，在一些藥物濃度上升的情況下會更加危險，目前為止難以完善預防，因此服用藥物後只要皮膚出現任何異常，應及早與醫師商討。

## 藥害救濟制度（適用臺灣）

臺灣衛福部自民國八十七年四月年起，著手規畫藥害救濟制度，以保障消費者正當使用合法藥物，發生嚴重藥物不良反應事件時，可以獲得及時之救濟。

鑑於藥害救濟為依法辦理之重點施政，具公益及永續性，有必要成立專責機構，執行藥害救濟相關業務，經行政院同意後，捐助成立「財團法人藥害救濟基金會」（Taiwan Drug Relief Foundation，簡稱ＴＤＲＦ），民國九〇年十二月二十五日基金會正式揭幕，成為執行藥害救濟專責機構，除接受民眾藥害救濟申請之外，並辦理各項宣導業務，提供民眾相關衛教資料、建立藥害救濟資訊網站及辦理藥害救濟徵收金之徵收及給付等相關業務。

詳情可上財團法人要害救濟基金會網站查詢。

## 顯影劑過敏反應，可以照CT嗎？

俊哲（五十八歲）三年前動完腎臟癌手術後，每六個月都要照一次CT，到目前為止已施打六次顯影劑，從來不曾有過異狀，但是一星期前用跟以前一樣施打完顯影劑做電腦斷層後，從檢查室走出來時他卻突然失去意識昏倒了。

由於血壓太低而被送往急診室，經過搶救後已恢復意識，醫生說是顯影劑過敏反應所致。那麼以後他就不能照CT了嗎？

顯影劑是做影像檢查時能提高或降低X光穿透度，有助讓特定病變或血管看得更清楚的物質。因為能有效找到血管或各種器官以及隱藏起來的小腫瘤，所以通常非用不可，可是顯影劑注入血管時可能帶來灼熱感、金屬味和令人作嘔的感覺。這樣的症狀是因為顯影劑的物理化學性質跟人體的體液截然不同所引起的，大多數的人都會如此，不過這樣的症狀只會暫時出現一下子，之後便會好轉，因此不會構成太大的問題。

施打完顯影劑後產生過敏反應的情況下才會構成問題。症狀有長蕁麻疹、眼口浮腫、咽喉腫大，嚴重的話有時也會像俊哲的案例一樣，出現呼吸困難與血壓過低的情形。

極少部分的人因體質特殊才會對顯影劑產生過敏反應，嚴重的話可能會出現休克等威脅生命的症狀。第一次使用顯影劑也可能會出現顯影劑過敏反應，所以難以預測。針對以前不曾有過敏反應的人進行顯影劑皮膚測試，對於預測症狀發作毫無幫助。

既然如此，顯影劑過敏反應對哪種人較危險呢？以前施打顯影劑時曾經出現過敏反應的人，日後再使用顯影劑時，相同症狀極有可能再次發作。假如以前使用顯影劑時沒有任何問題，下次再使用時也很有可能安然無恙。

然而，也曾有過安全使用數十次後才對顯影劑產生過敏反應的案例，所以以前安然無事不代表日後就完全不會出問題。因此，過去如果曾經對含碘顯影劑產生過敏反應的話，應積極告知醫療團隊，並衡量使用含碘顯影劑後能得到的益處，與再次使用所帶來的風險，再來決定是否要進行檢查。

假如以前曾出現顯影劑過敏反應，建議避免再次使用顯影劑，不過現今醫學發達，可以藉由過敏檢查、變更顯影劑以及事前使用預防藥物等方式來降低風險。如果曾有顯影劑過敏反應又非得使用顯影劑的話，可以在過敏專科醫師的掌握下做好萬全準備後再進行。

1. 服用某藥物後出現預料之外的反應時，就應該懷疑是藥物過敏。

2. 常見的有起疹子、長蕁麻疹等輕微皮膚症狀，有時也會嚴重到全身起疹子、血管性水腫、呼吸困難，甚至是發展成威脅到性命的過敏性休克等。此外，也可能碰到發燒、噁心、嘔吐、腹瀉、肌肉關節疼痛、淋巴腺腫大，以及血液、肝臟、腎臟、肺功能異常等問題。

3. 世界上的任何藥物都可能是引起藥物過敏的成因，不過一般來說，抗生素、消炎止痛藥、抗癌藥、顯影劑等是主要引起藥物過敏的藥物。

4. 服藥後幾小時內就出現症狀的情況下容易找出原因，但是碰到全身起疹子的情形時，有時已經服藥數週至數個月都沒事卻突然出現症狀，因此必須將正在服用的所有藥物列入可疑清單中。此外，也別忽略了保健品、中藥或營養劑等。

5. 如果要再度使用以前曾造成患者藥物過敏的藥物，可能會引起更嚴重的反應，並且危及生命，因此曾經有藥物過敏經驗的人務必查明致病藥物，並確實了解日後必須避免使用的藥物與能安全服用的藥物。

# 第 9 章

# 可能會致死的過敏性反應

四十歲的恩京某天突然對堅果產生過敏反應，她無意間吃了平時偶爾會吃的綜合堅果產品後，不到五分鐘突然全身發癢，開始冒出蕁麻疹。緊接著眼皮腫起來導致眼睛睜不開，並覺得胸悶、喘不過氣來。

正當她感受到好像快死掉一樣的恐懼感後，整個人就失去意識了。幸好當時在身邊的老公趕緊打一一九將她送往鄰近的急診室，抵達急診室後過沒多久她便恢復意識。在急診室內醫生告訴她千萬別吃堅果，並將她診斷為過敏性反應。

## 過敏性反應，可能致死的病

若要用一句話解釋過敏性反應，可以說它是發作範圍遍及全身的過敏反應。暴露在特定誘因物質中，隨後皮膚長出蕁麻疹或出現血管性水腫，呼吸道有氣喘及鼻炎症狀，眼睛感染結膜炎，並像食物過敏一樣有腹痛、噁心、嘔吐、腹瀉等症狀，而且血壓下降，這些反應全部或某幾項同時突然發作時，我們稱之為過敏性反應。

也許大家對於過敏性反應這病名感到很陌生，但是透過媒體管道，我們早已接觸到許多相關內容。對花生過敏的人，搭飛機時因身旁的人吃的花生而突然出現嚴重過敏反應，此故事即為花生所引起的食物過敏性反應。春季時登山途中被蜜蜂螫到後失去意識，隨後搭直升機被送往醫院的小插曲，或是被蜜蜂毒針螫到後身亡的新聞，皆屬於蜂毒過敏性反應。

除此之外，不論是眾所皆知的盤尼西林休克，抑或是近來備受矚目的施打CT顯影劑後死亡等情形，全部皆屬於藥物過敏性反應。

那什麼東西會引起過敏性反應呢？食物、昆蟲的毒、藥物、乳膠等是廣為人知的過敏性反應成因，除此之外，運動、低溫或高溫這類物理性條件也會引起。尤其是食物，是引起兒童過敏性反應的主要原因，而藥物則是成人出現過敏性反應的主要原因。食物中的牛奶、蛋、甲殼類（蝦、螃蟹、龍蝦等）、堅果類（核桃、杏仁、開心果等）、花生、豆類、麵粉等，是引起過敏性反應的主要因素。

藥物中不只盤尼西林，連消炎止痛藥、抗癌藥、CT顯影劑等，皆可能是過敏性反應的成因。

## 哪種情況下應懷疑是過敏性反應？

由於過敏性反應屬於全身性的急性過敏反應，因此會根據遭入侵之器官而出現各式各樣的症狀，其中皮膚突然發癢或長蕁麻疹，感到頭暈或氣喘吁吁是最典型的症狀。

有許多疾病會出現頭暈或氣喘吁吁的症狀，但是只有過敏性反應會伴隨皮膚起疹子的情形，偶爾也會碰到皮膚毫無症狀或較晚才出現症狀的情況。如果吃了特定食物後不到一、兩個小時，突然覺得喘不過氣、頭暈、嚴重腹痛或上吐下瀉，就有可能是過敏性反應。

## 過敏性反應（anaphylaxis）的語源

Anaphylaxis是由古希臘語中意指抗拒的「ana-」和意指保護的「phylaxis」所組合而成的語詞，就字面上來解釋的話，意味著「試圖保護卻適得其反」。一九〇二年，法國的生理學家夏爾・羅貝爾・里歇（Charles Richet），首度使用過敏性反應（anaphylaxis）這個用語。

里歇進行減輕海葵毒性的動物實驗，對狗注射少量的海葵毒素，藉以誘發對毒性的抵抗力。第一次對狗注射少量的海葵毒素時，幾乎沒有引起任何反應，可是三週後對同一隻狗注射比第一次更少的毒素時，不到幾秒鐘，狗突然喘不過氣，隨後倒地吐血而亡。如果實驗假說是正確的，狗應該對海葵毒素帶有抵抗力才對，可是狗卻在注射海葵毒素後突然死亡。

起初里歇認為此反應是毒素的獨特現象，可是透過額外的研究，他發現其他生物所釋出的外來蛋白質也會導致此反應發生。基於試圖預防此現象卻得到相反結果的意義上，他為此命名為「過敏性反應」（anaphylaxis），其功勞受到認可，並於一九一三年獲頒諾貝爾獎。

除此之外，有時也會出現像鼻炎一樣鼻水流個不停、鼻塞或眼睛發癢、流眼淚的初期症狀，甚至還會導致癲癇發作。其中頭暈目眩是最重要的症狀，因為暈眩通常是血壓下降，以致血液無法運送到大腦時所出現的危險症狀。因此，像這樣血壓下降的過敏性反應又可以另稱為「過敏性休克」。

不論是哪種情形，以上所有症狀皆會在幾分鐘至幾十分鐘內迅速進展，這是過敏性反應的重大特徵。歷時數日，各種器官出現過敏症狀的情況難以鑑定為過敏性反應。

## 一定要找出病因的疾病

過敏性反應不會每次都出現同一症狀，也就是說，即使這次症狀不嚴重，下次發作時也很有可能產生危及生命的嚴重反應，因此過敏性反應發作的時候，務必確認發病原因，並攜帶應急藥物。

像蜂毒這種被昆蟲螫到後所引起的過敏性反應，光憑親眼看到的昆蟲就能讓診斷容易許多。相反的，一次同時攝取各種食物或藥物的情況下，要找出原因就沒那麼容易了。以食物或藥物為例，有時透過皮膚檢測或抽血檢驗多少能推敲出原因，但是礙於檢查不夠精確，因此務必確認病歷和檢查結果是否一致。

雖然前文提到，恩京是吃了堅果後過敏性反應才發作的，但是皮膚檢測或抽血檢驗可能測不出堅果這個項目。碰到這樣的情形時，因為強烈質疑恩京病歷上的「堅果所引起的過敏性反應紀錄」，因此會先請她遠離堅果類，然後為了確認原因會再做激發試驗。

激發試驗是再次讓患者暴露在某物質或狀況等有疑慮的原因中，檢驗是否會再度引起反應的檢查，是過敏檢查中最準確的。然而，激發試驗屬於過敏性反應症狀再次出現時可能危及生命的危險檢查，因此務必在過敏專科醫師的監督下進行，以評估症狀、血壓及肺功能等數值。

由於許多患者對於再次經歷過敏性反應感到相當有負擔，所以不會做激發試驗，取而代之的是希望迴避自己覺得有疑慮的致病原因，可是這是相當危險的想法。尤其是食物，患者通常是吃了使用各種食材料理成食物後才引起過敏性反應，因此致病原因可能隱藏其中。

再者，藥物所引起的過敏性反應也不是我們所想的藥物過敏，許多時候是其他藥物所致。比起在毫無防備的狀態下再次經歷過敏性反應，再怎麼說還是在有萬全準備的狀態下再次經歷會相對安全一些，因此儘管檢查人員或受檢人都覺得有壓力，但還是得進行激發試驗以查明原因。

## 本來可以吃的食物，為什麼突然會致死？

當然也有吃了從以前就會造成過敏的食物或藥物後，出現過敏性反應的情形，但是多數人會像恩京一樣，吃了以前沒有任何問題的食物或藥物突然出現過敏性反應，可用「致敏」現象加以解釋，簡單來說如下。

人體的免疫細胞會將進入體內的物質分為有害物質與無害物質，並加以辨識它們，一旦帶來有害刺激的物質進入人體內，免疫細胞就會發動攻擊。可是，免疫細胞一開始無法分辨首次進入體內的物質是好是壞，所以沒有起任何反應就放過它們（即使是第一次碰到細菌或病毒這些長期困擾人類的敵人，免疫細胞也能立即分辨出它們是敵人，然後發動攻擊）。

日後如果相同物質一再入侵，免疫細胞便會針對該物質做足功課，哪天將它視作有害物質時就會對它產生反應，**因此某人對某物質出現長蕁麻疹或過敏性反應等過敏症狀時，那個人很有可能以前就曾暴露在該物質當中。**

## 務必攜帶應急藥物！

就算知道過敏性反應的原因，並也格外留意了，有時仍然會不經意的暴露在其中。以恩京為例，雖然要遠離堅果類或花生，可是就現實層面來說並不容易。

舉例來說，如果在越南餐廳用餐，即使不點相關餐點，食物中依然可能含有花生粉。當然，我們可以事先請店家別放花生或堅果，然而光是這樣還是無法放心，因為就曾發生過相當敏感的人，吃了煮過花生的鍋子所料理的食物而引起過敏性反應。由於可能發生這種突發狀況，因此確診有過敏性反應的病症，務必隨身攜帶應急藥物。

腎上腺素（Epinephrine）就是緊急用藥，也可稱為Adrenaline。由於腎上腺素只有注射型藥劑，因此過敏性反應患者隨身攜帶的腎上腺素稱為艾筆腎上腺素注射筆（Epipen）。

在韓國，即使已經接受注射治療了，也無法在醫院或藥局買到處方藥，僅限於領有處方箋的患者能在位於首爾中區乙支路的「韓國稀有必備醫藥品中心」購買。此注射藥劑採用肌肉注射將藥劑注入大腿側邊，通常一般人在使用上可能會有困難，因此為了妥善使用藥物，務必在藥物購買地點學習藥物的使用方式。**（按：艾筆腎上腺素注射筆在臺灣僅限由醫師使用，如果是登山需要的病患等，醫生可能會提供給病患，但醫師不會釋出處方箋給病患，即使去藥局也買不到）**。

注射腎上腺素是先用強勁的升壓劑（提升血壓的藥）讓下降的血壓恢復正常，接下來再透過各種作用改善過敏性反應的諸多症狀。由於腎上腺素屬於升壓劑，因此經常會出現血壓升高、心悸的症狀，有時候也會感到頭痛。

此外，此藥物要施打在肌肉上，不能施打在肌肉以外的部位。礙於自己施打不容易，又有不少副作用，因此許多患者都希望醫生開口服藥作為應急藥物。然而，過敏性反應的所有症狀會在一瞬間內爆發，如果是服用藥物的話，在藥物被人體吸收之前可能早已出現致命症狀了。

萬一症狀嚴重，有時也會需要用到一劑以上的腎上腺素，因此假如有過敏性反應的徵兆，應立即施打腎上腺素自動注射器，再前往急診室。有些情況是施打完腎上腺素自動注射器後症狀就會完全改善，但是也有所有症狀改善但幾小時後又再次出現過敏性反應症狀的情形，這時務必前往急診室（使用方式參考圖表6）。

腎上腺素自動注射器顧名思義就是施打藥劑為自己爭取就醫的時間，如果是孩童或青少年，建議住家或學校各準備一劑。出國旅行時，最好事先告知航空公司，經航空公司允許再攜帶腎上腺素搭機，並要求飛機餐等餐點要排除過敏誘因物質。

## 圖表6　腎上腺素自動注射器使用方式

**步驟 1**

拔除保險針。

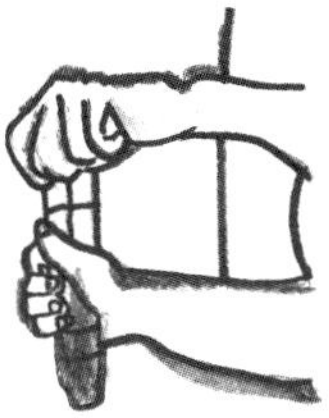

**步驟 2**

緊抓注射筒，並將注射針頭朝向大腿外側。

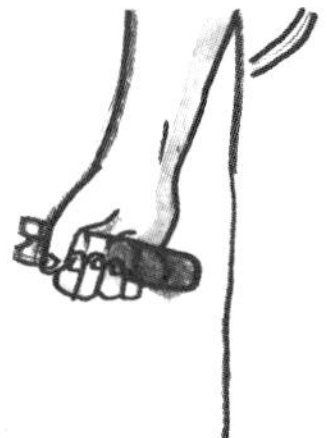

**步驟 3**

90度垂直施打在大腿上，針頭進入大腿後停留3秒鐘再拔除。

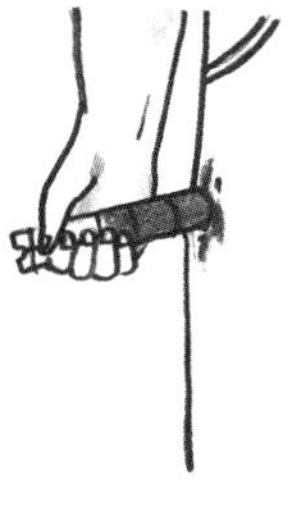

**步驟 4**

聯絡能提供協助的地方並就醫。

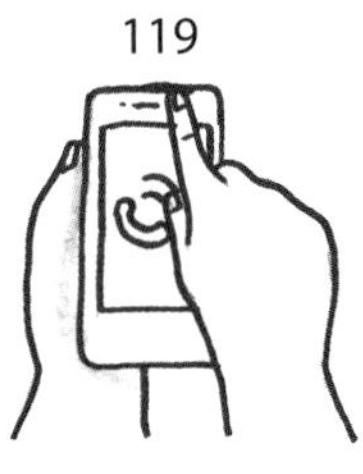

## 特殊的過敏性反應

十二歲的亨善最近表情沉重。原本中午用餐後跟朋友一起踢足球是他最快樂的事，可是某天踢足球時，他突然全身發癢、喘不過氣，接著眼前一片黑暗。後來他什麼都想不起來，眼睛睜開時人已經躺在急診室裡，耳邊依稀聽見有人說他過敏發作。

那天只有吃學校提供的義大利麵、香蒜麵包、酸黃瓜和奶油濃湯，那些都是以前常吃的餐點，也是亨善愛吃的菜色。從急診室回來後，他也曾吃過校方提供的相同菜色，但是毫無異狀。可是在詳盡的診斷結果出爐之前，醫生禁止他踢球，讓他相當鬱悶。

### 一、食物依賴型運動誘發過敏反應。

麵粉是導致亨善出現過敏性反應的原因。不過並非單純的麵粉過敏，而是全名為「麵粉依賴型運動誘發過敏反應」的過敏性反應。光是吃下誘因食物並不會使症狀發作，而是要吃下誘因食物後再運動才會發作，屬於特殊的過敏性反應。

麵粉進入人體後，經由消化過程會逐漸被分解掉，並透過小腸被人體吸收，但是麵粉尚未被消化時就運動的話，還沒被消化的麵粉可能會被血液立即吸收掉，假如那個人剛好對麵粉未被分解的該物質過敏，便有可能產生麵粉依賴型運動誘發過敏反應。

這樣的患者只吃麵粉類食物並不會產生過敏性反應，在未食用麵粉的狀態下運動也不會產生過敏性反應。雖然最理想的做法是遠離麵粉，但是假如有攝取到麵粉的話，充分消化兩到三小時以上後再運動，通常是不要緊的。

目前大家所熟知的食物依賴型運動誘發過敏反應的誘因食物以麵粉最具代表性，此外還有貝類、堅果類、蘋果、水蜜桃、葡萄等水果，以及芹菜、高麗菜等蔬菜。

食物依賴型運動誘發過敏反應患者當中，有些人吃了誘因食物後就算沒有運動，服用阿斯匹靈等消炎止痛藥或飲酒時也會出現相同症狀，因此需要格外留意。

二、肉類過敏反應。

韓國人認為豬肉或牛肉等紅肉是過敏的主要因素，可是實際上卻鮮少有人對肉類過敏。不過，最近美國發現新類型的肉類過敏反應患者，讓人們又多認識一個全新的過敏性反應。

這個全新的肉類過敏反應致因物質是位於靈長類以外的哺乳動物細胞內的碳水化合物α-半乳糖苷酶（α-gal）。有別於其他過敏性反應，此疾病的特徵是攝取紅肉時隔三到八小時後會引起過敏性反應。

有α-半乳糖苷酶過敏性反應的人不能吃牛肉、豬肉、羊肉、馬肉、鯨魚肉等哺乳類的肉，但是可以吃家禽類（雞肉、鴨肉等）、魚類等。不同於其他食物過敏的是，據悉此疾病是被壁蝨（按：這裡所說的壁蝨不是肉眼看不見的蟎〔mite〕，而是會吸食鹿等動物血液的蜱〔tick〕）咬到後所引起的，與其他食物過敏不同，人沒有被壁蝨咬到，然後也避免過敏性反應發作，病情將會隨著時間逐漸好轉。一般來說，短則八個月，長則需費時五年才會改善。

## 被壁蝨咬到會對肉類過敏？

為什麼會突然對α-半乳糖苷酶過敏呢？答案可以藉由疾病發作分布地區找到線索。揭露此一疾病的托馬斯·普拉特-米斯（Thomas Platts-Mills）發現α-半乳糖苷酶過敏性反應只發生在美國中部和東部地區，而且該地區同時也是孤星蜱（lone star tick）的主棲息地。

研究結果顯示，孤星蜱的唾液中含有α-半乳糖苷酶，牠咬人後，α-半乳糖苷酶便會進入人的血液中，引起致敏作用，進而產生對肉類有過敏性反應的結果。

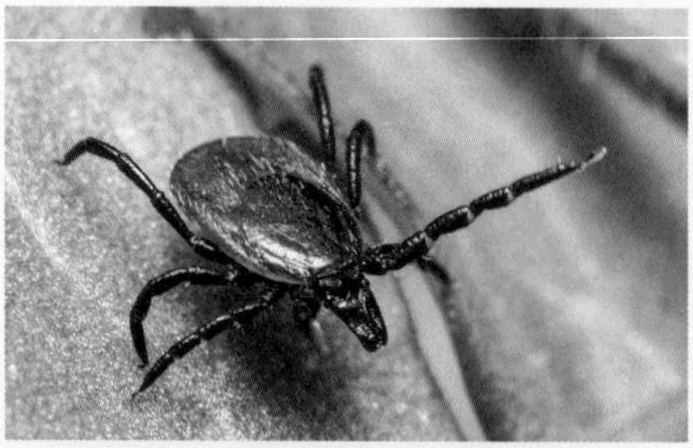

▲孤星蜱咬人後，會引起過敏作用。

## 過敏性反應的潛在原因

賢雅每次買住家對面麵包店的蛋糕來吃都會產生過敏性反應，而且這已經不是第一次了。以前初次造訪中式餐廳時，吃完炸醬麵曾出現過敏性反應，吃完刀削麵也是，去年吃完披薩也曾發生過。然而，不是每次吃麵粉類食物都會出現過敏性反應，也沒有吃完麵粉類食物就跑去運動。

### 一、煎餅過敏性反應。

看似是吃了麵粉後產生過敏性反應，可是有些情況也不是每次吃麵粉類食物都會出現症狀，這時很有可能是煎餅過敏性反應或口腔蟎蟲過敏症。

只要溫度和濕度適宜，放久的麵粉中便會滋生蟎蟲。如果用這樣的麵粉製作食物，食物中當然會含有蟎蟲。萬一食用該麵粉製成的食物的人對蟎蟲過敏，便會因攝取到的蟎蟲而引起過敏性反應，此情況稱之為「煎餅過敏性反應」。

而煎餅過敏性反應的致病因素，是我們所熟知的美洲室塵蟎或熱帶無爪蟎。據悉，煎餅過敏性反應主要發生在墨西哥等，適合蟎蟲生長的熱帶或亞熱帶地區。目前沒有相關案例，但是美國或日本曾經出現相關報導。麵粉放在冰箱內保存將有助於預防煎餅過敏性反應。除了麵粉外，也有人吃了起司或火腿等食物後發病。

二、胃線蟲（鯨魚蛔蟲）過敏性反應。

胃線蟲是寄生在鯨魚、海豚或海狗等動物身上的寄生蟲，人類生吃明太魚、黃魚、比目魚、鱈魚等魚類或章魚、魷魚等海鮮時容易感染。假如吃到活的胃線蟲而感染的話，此寄生蟲會鑽進人類的胃壁，引起急性腹痛。

然而，對胃線蟲過敏的人如果吃到被胃線蟲感染的魚類會發生什麼事？碰到這種情況時，就算魚類煮過後才吃，也可能因胃線蟲而出現過敏反應，大部分會出現長蕁麻疹等輕微反應，但是據悉也會出現過敏性反應。

為求診斷會針對魚類和胃線蟲做血液檢查，如果經確認是對胃線蟲過敏，而非對魚類過敏，就可能是胃線蟲過敏性反應。

過敏性反應是全身器官同時產生過敏反應且會危及生命的疾病。即使只是輕微症狀，當身體各處同時出現反應時，下次便有可能出現更強烈的反應，因此需要就醫確認致病因素。

查明病因是最重要的事，但是也有可能碰到再怎麼檢查也找不出原因的情形，所以對於診斷需要多一些耐心。由於不清楚何時會出問題，因此務必備妥腎上腺素自動注射器，萬一過敏性反應發作時，施打腎上腺素自動注射器後應立即就醫。

**過敏解方全書**

1. 過敏性反應是發作範圍遍及全身的過敏反應。
2. 甲殼類、堅果類等食物以及藥物、昆蟲的毒等皆為過敏性反應的主要因素，不過運動或溫差也會引起過敏性反應。
3. 假如過敏性反應發作，務必掌握致病原因並加以迴避，而且為了預防緊急狀況，應備妥腎上腺素自動注射器。
4. 也有許多難以找出原因的特殊過敏性反應。

# 第 10 章

# 嗜酸性白血球增多症，跟癌症一樣危險

健康方面沒有特殊異狀的載沅於今年公司體檢結果中出現異常，血液檢查報告中顯示嗜酸性白血球增多，院方請他前往大醫院做進一步檢查。什麼是嗜酸性白血球？是病菌名稱嗎？對於診斷名稱感到陌生的載沅顯得困惑不已。

## 何謂嗜酸性白血球？

人類的血液中含有各種成分，如果用顯微鏡觀察血液，會看到像水一樣的部分與類似固體物質的東西，我們稱該固體物質為細胞。細胞大致上可分為紅血球、白血球和血小板。紅血球顧名思義就是呈現紅色的細胞，扮演運送氧氣和二氧化碳的角色，血液之所以是紅色的，正是因為紅血球。

血小板是負責止血的細胞，如果沒有血小板，不僅容易流血，也不易止血。相較於紅血球，白血球是呈現白色的細胞，同時也是負責人體免疫功能的免疫細胞。

如同保衛國家的軍隊中包含陸軍、海軍、空軍等種類多元的軍隊一樣，保衛人體的白血球也可根據所負責的職務分為嗜中性白血球、嗜酸性白血球、嗜鹼性白血球、淋巴球和單核球等。這麼多元的白血球中，其中之一為嗜酸性白血球。

## 酸性體質代表嗜酸性白血球多？

將嗜酸性白血球的名稱直接拆解開來的話，意指「喜愛酸性的細胞」，但是嗜酸性白血球跟酸並沒有直接的關聯性。嗜酸性白血球的英文是 eosinophil，是由名為伊紅（eosin）的染料和意指喜愛的 -phil 所組成的字，意指容易被白血球中名為伊紅的酸性染料染色的細胞，用中文翻譯後為「嗜酸性」。

酸性體質這句話並非科學用語，假如體液真的是酸性的，全身器官將會出現嚴重問題，而且生命也將受到威脅。

## 嗜酸性白血球是過敏細胞！

做完血液檢查後，末梢血液增加的嗜酸性白血球超過五百／μl的話，稱為嗜酸性白血球血症。患有過敏性疾病是嗜酸性白血球增加的最常見因素，嗜酸性白血球跟前面介紹過的肥大細胞一樣，皆屬於過敏疾病中最重要的細胞之一。

塵蟎這類過敏原一旦進入人體內，肥大細胞便會率先察覺它，進而引起發炎。肥大細胞同時也會發出「這裡有外來生物入侵，快派救兵來」的訊號，各種免疫細胞接收到這樣的訊號後會引起相當複雜的反應，而反應結果是，移往發炎部位的細胞中最突出的就是嗜酸性白血球。

嗜酸性白血球會釋出相當強大的發炎物質，問題是發炎不單只用於攻擊外來的敵軍，我方也會受到波及。如果有人攻打我國，縱使開槍、丟手榴彈能擊退敵人，可是同時也會摧毀我國土地上的建築物與道路。同樣的，一旦發炎了，人體的正常組織也會同時崩壞。正常組織受傷後，即使受到再小的刺激也會變得很敏感，這樣的病症就是過敏。

嗜酸性白血球是常見於氣喘患者痰液，或過敏性鼻炎患者鼻水中的細胞，嗜酸性白血球增加越多，代表氣喘或過敏性鼻炎的症狀越嚴重。

即使沒有細菌或病毒等有害物質，過敏所引起的發炎症狀依舊會發作，因此消除發炎是治療的根本。嗜酸性白血球是過敏發炎時最重要的細胞，所以消除嗜酸性白血球是過敏性疾病的重要治療策略。

慶幸的是，能有效消滅嗜酸性白血球的藥物早已被廣泛使用，該藥物就是「類固醇」。然而眾所皆知的是，如果長期使用全身性類固醇（口服或注射），會出現高血壓、糖尿病、骨質疏鬆症、白內障、青光眼、免疫缺乏等嚴重副作用。

後來研發出使用後無副作用的類固醇，那就是用於氣喘的吸入型類固醇，和用於鼻炎的類固醇鼻噴劑這類局部類固醇藥劑。這種局部類固醇藥劑能在全身無副作用的條件下，有效治療局部發作的嗜酸性發炎症狀，因此是現今在過敏治療方面最重要的藥劑。

近來也研發出抗 IL-5 抗體這類標靶治療藥劑，能在沒有副作用的條件下，治療單憑局部類固醇卻無法控制的嚴重嗜酸性發炎症狀，目前用於嚴重氣喘或其他嗜酸性白血球疾病。

因過敏疾病導致嗜酸性白血球數值增加時，通常不會超過一千五百／μl，假如嗜酸性白血球增加至一千五百／μl以上，必須多花點心思找出原因，並注意健康管理。末梢血液中嗜酸性白血球數值達到一千五百／μl以上時，稱為「嗜酸性白血球增多症」。

## 嗜酸性白血球增多症的常見原因——犬蛔蟲症

嗜酸性白血球在人體內的主要作用是抵抗寄生蟲入侵，保護我們的身體，因此如果嗜酸性白血球增加的話，當務之急是先檢查自己是否感染寄生蟲。在韓國與學術界的努力下，韓國自一九六〇年以後幾乎已將寄生蟲消滅了，二〇一三年時寄生蟲感染率降至整體人口中的二・六％，特別是蛔蟲、肝吸蟲、肺吸蟲等，過去廣為人知的人類寄生蟲疾病也明顯減少了（按：根據台灣急診醫學會資料顯示，引起嗜酸性白血球增多症的寄生蟲有線蟲、吸血蟲、蛔蟲、鉤蟲等）。

正因如此，大家也許會覺得最近哪有什麼寄生蟲，但是近來卻也發現不少寄生蟲感染的問題。犬蛔蟲是韓國最常見的寄生蟲。犬蛔蟲顧名思義就是指狗或貓的蛔蟲，本來寄生在狗或貓的小腸內，可是一旦跑到人類的體內就會迷路出不去（按：根據臺灣衛福部疾病管制署資料顯示，臺灣常見的寄生蟲為腸道寄生蟲，病原體包括原蟲和蠕蟲兩類。其中常見的原蟲感染如阿米巴痢疾、梨形鞭毛蟲等；蠕蟲感染如蛔蟲、鉤蟲、鞭蟲、蟯蟲等）。

雖然這麼說，多數情況下即使犬蛔蟲跑到人體內也不會造成任何問題。然而，偶爾也會出現症狀，這時犬蛔蟲主要會跑到肝、肺、大腦、眼球等處，免疫力較差的人有時會引起相當嚴重的全身感染症狀。

如果犬蛔蟲跑到肝臟，肝指數會變差，照CT或腹部超音波時甚至會觀察到嗜酸性膿腫（膿疱）。如果犬蛔蟲跑到肺部，可能會引起咳嗽、生痰、咳血等症狀，從X光片上也可發現類似肺炎的肺浸潤現象。

如果犬蛔蟲跑到大腦，可能引起類似中風的症狀。如果犬蛔蟲跑到眼球，會造成視力衰弱，嚴重的話甚至可能失明。可是，明明應該出現在狗的小腸內的犬蛔蟲，為什麼會突然跑到人體內呢？難不成是吃到了狗的糞便嗎？

事實上，飼養寵物的情況下極有可能暴露在寵物的排泄物之中。不過，犬蛔蟲的卵通常排出犬隻體外後需在泥土中長到一定程度後，進入人體內才有可能引起感染，因此人類直接從狗身上感染犬蛔蟲的事情並不多見。

其實到目前為止鮮少人知道犬蛔蟲是如何跑進人體內，但是生吃牛肝的人經常出現犬蛔蟲症，所以人們認為犬蛔蟲症最有可能是透過生牛肝傳染給人類。除此之外，據悉犬蛔蟲症也會經由鹿或鱉血傳染，玩泥巴後透過泥巴傳染或沒有好好清洗有機蔬菜就吃的話，也很有可能感染犬蛔蟲症。

只要服用驅蟲藥就能治療犬蛔蟲症。一般而言，只要服用驅蟲藥一至兩天就能治療大部分的寄生蟲疾病。不過為了治療犬蛔蟲症，通常需要服用五到七天左右才行，時間相當長。治療時間之所以那麼長，可能是因為在人體內迷路的犬蛔蟲會跑到人體各處寄生，所以透過一般的服用方式難以完全消滅犬蛔蟲。同樣道理，就算服用完所有治療犬蛔蟲症的驅蟲藥，仍然要仔細檢查嗜酸性白血球數值是否減少，如果有需要的話，就得進行第二次療程。

## 只要感染寄生蟲，過敏症狀就會消失？

寄生蟲會使嗜酸性白血球增加，那感染寄生蟲也算是過敏性疾病嗎？過敏性疾病和感染寄生蟲當然是截然不同的疾病，不過有一說法是感染寄生蟲跟過敏性疾病之間有關聯性。

以前容易感染寄生蟲的國家過敏患者不多，可是撲滅寄生蟲後過敏性疾病反而增加了，此一說法跟前面介紹過的衛生假說也有一脈相通的部分。寄生蟲感染跟引起過敏性疾病的免疫系統是利用嗜酸性白血球或肥大細胞的相同系統，因此只要感染寄生蟲就比較不容易引起過敏。

以此假說為基礎，有人主張若想治療過敏性疾病只要感染寄生蟲就行。再者，也有人試圖將寄生蟲萃取物研發成過敏性疾病的治療藥劑。如前所述，就像胃腺蟲也可能引起過敏性反應一樣，所以，我們似乎沒必要為了治療過敏而感染寄生蟲。

## 跟癌症一樣危險的疾病

不久前，尚滿突然因為喘不過氣而前往急診室，醫生說是他的心臟擴大以致喘不過氣，因此建議他住院。後來血液檢查中發現嗜酸性白血球細胞大量增加，所以必須再進行骨髓檢查，這不禁讓他想起五年前發生的事。

當時公司體檢結果顯示嗜酸性白血球細胞偏高，於是他跑了一趟大學附設醫院，主治醫生說目前沒有太大問題，只要定期檢查就好……每三個月進行血液檢查、照X光、做心電圖檢查，每次檢查完醫生都說沒有大礙，所以就醫大約一年後他就沒去了，可是當時醫生明明有跟他說心臟可能會惡化……。

有諸多疾病會使嗜酸性白血球增加，但是碰到嗜酸性白血球增多症這種超過一千五百/μl以上的情況時就需要格外留意。

包含嗜酸性白血球在內，白血球增加的情況大致可分為兩種，一種是有增加的理由才增加的，另一種是毫無理由就增加。舉例來說，因為有寄生蟲，所以身體為了防禦而使嗜酸性白血球增加，這種情況屬於前者，過敏也屬於前者。

現在要提的嗜酸性白血球增多症候群則屬於後者。試想一下人類社會的軍隊，敵人入侵後進入作戰狀態，不僅有原來的軍人，同時也要動員預備軍，並且要徵召到了一定年齡且能用作兵力的國人，以便培養新兵。

這種情況下，軍人數目增加了，不過之所以會增加是為了要消滅敵人，而且是根據指揮部統帥的指令而行動。當然，擊退敵人後會回歸正常狀態，軍隊的數目也會隨之減少。

相反的，也有沒外來入侵的敵人卻突然增兵的情形，以人類社會的角度來說，這可以說是政變。明明沒有特殊敵軍，位於體內的細胞卻突然脫離控制，自己任意增加數量，我們也會用取得自律性的用語來形容，像這樣細胞以非常規的方式，取得自律性後所引起的典型疾病就是癌症。

雖然嗜酸性白血球增多症候群不是癌症，卻是狀態可能變得極似癌症的疾病。

那無緣無故增多的嗜酸性白血球會引起什麼問題？目前，沒有嗜酸性白血球毫無症狀就增加至一千五百/μl以上的人，日後會變成什麼樣子的相關資料，不過以過去的研究結果來看，有一半的人終生嗜酸性白血球都處於增加狀態，除此之外沒有特殊問題照樣活得好好的；另一半的人則患上嗜酸性白血球增多症候群。

嗜酸性白血球單純只有數量增加也許不會構成太大的問題，但是當增加的嗜酸性白血球在體內器官中到處跑來跑去惹事的話，我們稱之為嗜酸性白血球增多症候群。

肝臟、肺、心臟、皮膚等處是患上嗜酸性白血球增多症候群後最容易受害的器官，即使嗜酸性白血球沒有直接進入器官內惹事，光是嗜酸性白血球過多就會導致血管堵塞，進而引起腦梗塞等問題。

這跟洗碗時食物殘渣太多會導致下水道堵塞是相同的道理。嗜酸性白血球入侵心臟的情況下，由於心臟功能會在沒有明顯症狀的狀態下逐漸崩壞，以致日後出現症狀時，心臟多半早已破敗不堪，到了無可救藥的地步。

基於這樣的理由，如果嗜酸性白血球數量偏高，就得定期進行多項檢查，確認目前是否有器官正在損壞。此外較罕見的是，也曾碰過類似白血病這種基因異常的情形，以該情形來說，由於治療方式不同，因此罹患嗜酸性白血球增多症候群的患者，務必透過骨髓檢查確認基因是否有異常。

如前所述，嗜酸性白血球相當怕類固醇，所以針對嗜酸性白血球增多症候群第一階段會使用口服類固醇，通常反應良好。長期使用口服類固醇的情況下，可能會產生各種併發症，但是疾病所造成的損失多於藥物的副作用，因此碰到這種情況通常會繼續使用口服類固醇。

韓國尚未從食品醫藥品安全處得到嗜酸性白血球增多症候群的相關批准，不過經獲准在實際臨床治療上所使用的重症氣喘標靶治療藥劑中，有以嗜酸性白血球為目標的藥劑。這些藥劑已展現出有效降低嗜酸性白血球數值的效果，因此人們認為日後這些藥劑對於治療嗜酸性白血球增多症候群將會帶來莫大助益。

過敏解方全書

1. 嗜酸性白血球和肥大細胞是最具代表性的過敏細胞，患有過敏性疾病的人血液中的嗜酸性白血球和肥大細胞通常會增加。
2. 犬蛔蟲症是難以找出原因的嗜酸性白血球增多症的常見致病因素。
3. 患有嗜酸性白血球數值過高的嗜酸性白血球增多症的情況下，可能會衍生出諸多器官的問題，因此即使沒有症狀也要定期進行各種檢查，並確認是否發病。

# 第 11 章

# 梅雨季氣喘、流鼻水，小心黴菌引發過敏

每逢夏天，尤其是梅雨季，熙廷就會上氣不接下氣，喘氣喘個不停。別人都說夏季天氣暖和且濕度上升，跟季節交替或天氣寒冷的其他季節相比，氣喘症狀通常會好轉一些。不過奇怪的是，每到夏天，特別是濕度增加的梅雨季，她就會感到氣喘吁吁。明明沒有特殊疾病，為什麼會這樣呢？

## 因黴菌而引起的氣喘與過敏性鼻炎

氣喘或過敏性鼻炎等症狀之所以會在春天、夏天、秋天等特定季節惡化，最可能的因素是花粉。春天有來自樹木的花粉飄飛，夏天有來自草地的花粉飄飛，秋天則有來自雜草的花粉飄飛，這些花粉通常會在風和日麗的日子大量飛散。

不過特別的是，黴菌孢子卻是在夏天梅雨季的潮濕狀態下大量飛散，因此如果夏天梅雨季時出現嚴重的氣喘或鼻炎症狀，極有可能是黴菌孢子所引起的過敏。

黴菌適應力良好，可以存在於任何地方，生長需要一些濕度和氧氣，因此在高山的乾燥地區分布量會減少。在空中飛散的黴菌孢子跟濕度有密切關係，韓國全境一年到頭都有黴菌孢子，不過七月到十月數量特別多，跟降水量和濕度成正比。在降水量豐沛的梅雨季會急遽減少，雨過天晴後的隔天起便會有大量黴菌孢子飛揚（按：臺灣的氣候濕熱，從三至十二月都是適合黴菌大量繁殖的季節）。

引起過敏的黴菌大致上可分為室內黴菌與室外黴菌。麴菌屬和青黴菌屬是室內黴菌的種類，容易生長在潮濕的地下室、室內花草或浴室等室內空間。分枝孢子菌屬（cladosporium）和鏈格孢菌屬（alternaria）是室外黴菌的品種，常見於四季分明的溫帶地區，夏末秋初之際容易在土壤或果皮等處看見它們。夏天梅雨季時，如果出現嚴重的氣喘和鼻炎症狀，很有可能是室外黴菌所引起的。

有哪些過敏症狀是黴菌所引起的呢？喘不過氣的氣喘以及出現像水一樣清澈的鼻水、鼻子發癢、鼻塞等症狀的過敏性鼻炎是具代表性的過敏疾病。比起一般氣喘，黴菌過敏所引起的氣喘症狀相對較為嚴重。

那我們如何知道這種症狀是黴菌所引起的呢？在背部或前臂肌膚上進行過敏皮膚檢測就能找出致因黴菌，也可以透過抽血檢驗檢測出黴菌過敏原免疫球蛋白E，藉此找出原因。有些人在住家中發現黴菌後，會擔心自己對黴菌是否過敏而就醫，但其實多半不要緊，確切原因可經由針對症狀所進行的縝密問診與過敏檢查加以鑑定。

黴菌引起的氣喘與過敏性鼻炎的治療方式，和一般氣喘與過敏性鼻炎的治療方式相同。黴菌引起的氣喘主要會使用吸入型類固醇，同時也可根據症狀程度調整類固醇的用量，並使用支氣管擴張劑。

黴菌引起的過敏性鼻炎主要會使用不會導致嗜睡的第二代抗組織胺來治療，也會使用類固醇鼻噴劑或抗白三烯素等藥劑。如果是免疫治療對象（過敏性鼻炎、過敏性結膜炎、氣喘和異位性皮膚炎等疾病屬於免疫治療的對象），會針對鏈隔孢菌屬、分枝孢子菌屬等黴菌進行免疫治療。

一般而言，黴菌跟花粉一樣，沒有有效的迴避方式，只能盡可能減少暴露於其中的機會。以室外來說，落葉、肥料、乾草堆、家畜用牧草、釀造廠等處是主要會暴露於其中的場所；以室內來說，布沙發、純棉床墊、家具、壁紙、地毯、水槽、浴簾等處是主要會暴露於其中的場所。

針對室外黴菌，並無特別的處置措施，不過可以戴防護口罩降低暴露的風險；針對室內黴菌，則能經常打掃、保持乾燥並盡量除霉。

## 過敏性支氣管肺麴菌病

過敏性支氣管肺麴菌病（allergic bronchopulmonary aspergillosis，簡稱ＡＢＰＡ）是著名的黴菌所引起的過敏反應，此疾病由麴菌屬的麴菌所引起。麴菌會使因氣喘而免疫功能變差的人感染疾病，屬於會引起各種疾病如侵略全身的過敏性支氣管肺麴菌病的黴菌。

這種黴菌常存在於大自然、室內或室外等任何場所，尤其是肥料堆、樹穴蓋板、花盆的泥土、下水道設施、鳥類排泄物等處。

令人喘不過氣的氣喘是典型症狀，同時也會導致血液中的嗜酸性白血球增加，以及在胸部放射線檢查中一再出現肺浸潤的現象，一旦症狀持續發展，便會出現支氣管擴張症、肺纖維化等問題。

在韓國，有時會發生長期誤認為結核病，後來才確診的情形。此疾病可經由針對麴菌所做的過敏皮膚檢測、血清中總免疫球蛋白E、血清學特異免疫球蛋白檢測、麴菌相關沉澱素試驗、CT等放射線檢查等方式診斷。

雖然是侵略肺部的疾病，卻跟黴菌感染不一樣，屬於過敏免疫反應所引起的疾病，所以會使用類固醇當作治療藥物。為了治療黴菌，也會一併使用抗菌劑。近來也發現麴菌以外的黴菌也會引起症狀，故也會使用過敏性肺支氣管黴菌病（allergic bronchopulmonary mycosis，簡稱ABPM）的稱呼。

## 過敏性肺炎

過敏性肺炎（hypersensitivity pneumonitis）是黴菌造成的另一典型過敏性疾病。負責處理發霉乾草、麥稈或穀物的農夫或蘑菇工人身上會因嗜熱性放線菌（Thermophilic actinomycetes）而引起農夫肺或蘑菇工人肺這類肺部疾病。

因鴿子、鸚鵡、雞的排泄物而暴露在鳥類蛋白質之中，進而引起過敏性肺炎的飼鳥者肺也屬於著名的過敏性肺炎例子。不過有報告指出，棒狀麴菌（Aspergillus clavatus）透過發霉麥粒所引起的麥芽工人肺、隱基質皮層菌（Cryptostroma corticale）透過發霉楓樹皮所引起的楓樹皮工人肺、年代久遠的古宅中的皮膚毛孢子菌（Trichosporon cutaneum）所引起的過敏性肺炎、栽培蘑菇期間因蘑菇孢子而引起過敏性肺炎的蘑菇工人肺等，皆屬於黴菌為直接致病成因的情形。

若為急性型，暴露於致病過敏原後四到八小時內會出現乾咳、呼吸困難、高燒、畏寒、肌肉痠痛、無力感等類似流行性感冒的症狀，不過八到十二小時後就會自然消退。

假如沒有再度暴露於過敏原中就會恢復正常，可是萬一又暴露於過敏原中症狀便會復發，持續暴露的話甚至會伴隨體重減輕和食慾不佳的問題。若為長期暴露在少量誘因物質中的慢性型，雖無發燒，卻會出現漸進式的呼吸困難、咳嗽、肌肉痠痛、體重減輕等症狀。

可透過血液檢測、沉澱素試驗、放射線檢查、肺功能檢查等方式，診斷暴露在誘因過敏原後所產生的典型症狀，必要時可進行支氣管鏡或組織切片檢查。治療時，澈底遠離致病成因最重要，而且一旦查出誘因過敏原，應利用空氣過濾裝置、口罩和空氣調節裝置，降低有機粉塵的濃度，並避免再次暴露其中。

如果改善工作場所或居住環境後症狀依然未好轉，就得離職或搬家。若是急性型過敏性肺炎，只要避免暴露在過敏原中，過幾天或幾週後症狀就會自然消退，肺功能也會恢復正常，鮮少造成不可逆的損失。

過敏性肺炎的臨床結果取決於多快查明致病原因並遠離它，假如症狀嚴重或遠離致病原因後病情依然持續發展，應使用類固醇治療。

## 減少黴菌的環境管理方法

濕氣是黴菌繁殖最重要的要素，因此若想打造黴菌無法生長的環境，最重要的是將室內濕度維持在五〇%以下。最常見的過敏原塵蟎容易在高溫潮濕的環境下繁殖，所以將室內溫度控制在二十至二十二度、室內濕度維持在四〇%至五〇%之間，是照護過敏的最佳環境。

為了降低室內濕度，必須打造通風良好的環境，可經常打開窗門達到自然通風的效果，濕氣重的浴室或廚房則可以安裝排風扇。

像夏天梅雨季一樣戶外濕度較高的時候，可以使用除濕機來降低室內濕度。比起將清洗的衣物放在室內晾乾，更建議使用乾衣機。用殺菌除黴劑清理洗手間、地下室、窗臺、牆角等黴菌容易繁殖的地方，或是委託清潔公司幫忙打掃也是不錯的辦法。

過敏解方全書

1. 在夏天梅雨季的潮濕環境下出現嚴重氣喘和鼻炎症狀時，很有可能是黴菌孢子所引起的過敏。

2. 如果咳嗽、呼吸困難、發燒等症狀在黴菌暴露的工作環境中一再發作，就要懷疑是否為過敏性肺炎。

3. 濕度是黴菌居家照護的核心，只要將室內濕度維持在五〇％以下，就能預防相關疾病。工作場所則可以利用空氣過濾裝置、口罩、空氣調節裝置等設備加以管理。

# Q & A

# 困擾許久的過敏問題，專科醫生一次解答

## Q 只有咳嗽也算是氣喘嗎？

「幾年前起幾乎每天都在咳嗽，明明沒有感冒，可是只要去灰塵多的地方或吹到冷風，喉嚨就會發癢，還會一直咳嗽，不過倒是不曾氣喘吁吁過。聽說也有單純咳嗽的氣喘，那我也算是氣喘嗎？」

**A** 氣喘是過敏發炎造成支氣管變窄的疾病。一旦支氣管變窄，肺功能就會變差，不僅會上氣不接下氣、發出咻咻咻的喘氣聲，甚至還會咳嗽，因此出現這些症狀時，通常就要懷疑是否有氣喘。

然而，有些氣喘沒有呼吸困難或氣喘吁吁的症狀，只會頻頻咳嗽，我們稱之為咳嗽變異型氣喘。通常肺功能正常，但是會跟其他氣喘患者一樣，因支氣管變得敏感而咳嗽，症狀可藉由氣喘治療藥物改善。

此外，咳嗽變異型氣喘即使一開始只有咳嗽，到後來也可能會出現呼吸困難和胸悶等支氣管發炎的症狀，所以跟氣喘一樣都需要小心照護。假如咳嗽持續八週以上，務必找出正確原因並進行治療。

有以咳嗽為主要症狀的咳嗽變異型氣喘。

## Q 氣喘會因為吃感冒藥而惡化嗎？

「某年年初確診為氣喘，目前正在使用吸入型類固醇。幾天前因喉嚨痛而去藥局買感冒藥服用，可是三十分鐘後突然覺得胸悶且喘不過氣，於是趕緊前往急診室。確診為氣喘以前，吃感冒藥都不曾身體不適，這樣日後是不是就不能吃感冒藥了？」

**A** 有些氣喘患者如果服用阿斯匹靈系列的消炎止痛藥，氣喘症狀會惡化，我們稱之為阿斯匹靈敏感型氣喘。

為了減輕感冒、肌肉痠痛、拔牙後疼痛、關節痛等問題，醫生通常會開消炎止痛藥，但有些患者會遇到以前服用後安然無恙，某天氣喘症狀卻突然惡化的情形。碰到這種狀況時，日後服用消炎止痛藥需格外注意。

不只阿斯匹靈，服用其他消炎止痛藥也可能出現症狀，因此必須前往過敏內科做檢查，尋求能安全服用的消炎止痛藥才行。找到安全的藥物後，必要時再服用。

有些氣喘患者如果服用阿斯匹靈系列的消炎止痛藥，氣喘症狀會惡化。

## Q 為什麼氣喘患者在晚上更容易喘個不停？

**「我正在治療氣喘，可是不久前開始，一到晚上將會呼吸急促並發出喘鳴聲，所以經常睡不著或睡了又醒，不過天亮後就沒事了。晚上真的會喘不過氣，為什麼會這樣呢？」**

**A** 氣喘症狀會因周遭環境而改善或惡化，也就是說，症狀變化無常是氣喘的特徵。

一般而言，氣喘等過敏性疾病的症狀通常會在夜晚至凌晨之間惡化。受到自律神經變化的影響，支氣管在夜晚時會變得比白天狹窄，原因在於這時我們正身處在塵蟎、黴菌或狗毛等大量過敏原所在的臥室或床鋪上。

此外，躺著睡覺時鼻腔分泌物倒流或胃食道逆流的症狀會加劇，這些也是氣喘症狀惡化的原因。千萬別忘了環境因素也會讓症狀產生劇烈變化。

自律神經產生變化，以及我們正待在塵蟎、黴菌或狗毛等，大量過敏原所在的臥室或床鋪上，而且躺著睡覺時，鼻腔分泌物倒流或胃食道逆流的症狀會加劇，這些都是氣喘患者晚上容易喘不過氣的原因。

## Q 聽說需要長期使用氣喘藥，這樣沒有副作用嗎？

**「上個月確診為氣喘，目前使用醫生開給我的吸入型類固醇。開始治療後氣喘改善了不少，可是前幾天開始聲音變得很低沉，說話也有些吃力。上網查詢後發現這好像是吸入型類固醇的副作用，聽說氣喘藥必須長期使用，但是我還得參加唱詩班的活動，真是傷腦筋。」**

**A** 吸入型類固醇雖然也屬於類固醇，但是藥效僅局部作用於支氣管上，身體幾乎沒有吸收到，因此長期使用下來仍相對安全。換句話說，幾乎沒有長期服用類固醇而出現的糖尿病、骨質疏鬆症、易感染等副作用。

雖然受幾個局部副作用影響會有口腔長舌苔、聲音沙啞等問題，不過吸入類固醇後只要用水漱漱口，就能預防長舌苔的問題。有些患者認為立刻漱口會使藥效減弱，但是藥已經全部吸入支氣管內了，所以並不會受到影響。

如果聲音嚴重沙啞，可以使用其他種類的吸入型類固醇或是更換吸入器的類型，同時也要確認吸入器使用方式是否不正確，以致藥物大量殘留在口腔或喉嚨內。這種局部副作用好發於氣喘治療初期，使用高劑量吸入型類固醇時，只要症狀改善後減少用量，大部分就會好轉了。

吸入型類固醇雖然也屬於類固醇，但是藥效只會局部發揮作用，因此長期使用下來也相對安全。

## Q 支氣管擴張劑逐漸失效，為什麼會這樣呢？

「確診為氣喘後，每次一有症狀時，我就會使用泛得林噴霧劑。可是從幾個月前開始，一天使用五次以上症狀也沒有改善，一整天都喘不過氣。泛得林用太多我好像會頭暈跟頭痛，為什們會這樣呢？是產生抗藥性了嗎？」

**A** 持續抑制支氣管發炎是正確的氣喘治療方式，而吸入型類固醇是抑制發炎最理想的治療藥物，每天規律使用吸入型類固醇是氣喘治療的核心所在。如果為了舒緩症狀而只有多次使用泛得林這種速效型支氣管擴張劑，沒有使用吸入型類固醇的話，是相當危險的。

速效型支氣管擴張劑完全沒有抑制發炎的效果，它只有暫時讓支氣管擴張的作用，因此幾小時過後支氣管又會變得跟原來一樣狹窄，並會出現支氣管擴張劑使用過量所造成的頭痛和頭暈等副作用，所以為了治療氣喘，請務必使用吸入型類固醇。

> 只使用支氣管擴張劑並不能抑制過敏性發炎，氣喘症狀也不會改善。

## Q 如果不治療過敏性鼻炎，會變成氣喘嗎？

「從小就有過敏性鼻炎，不過症狀不嚴重，只要偶爾吃個抗組織胺藥就能安然度過。雖然春秋之季稍有不適，但是換季後勉強還過得去。去年秋天開始我不僅覺得胸悶、吸氣吸不飽，連咳嗽也越來越嚴重，就醫後醫生說我得了氣喘。是因為我沒有好好治療過敏性鼻炎才會得到氣喘嗎？」

**A** 因過敏體質而患有過敏性鼻炎的患者，也可能同時出現氣喘這類支氣管方面的呼吸道過敏性疾病，有三〇％至四〇％左右的鼻炎患者會氣喘發作，五〇％至八〇％的氣喘患者伴隨鼻炎症狀。

塵蟎或花粉等吸入性過敏原會隨著空氣進入人體內，而鼻子是入口，因此一旦鼻子開始過敏發炎，發炎症狀便會一路擴散到跟鼻子相連的鼻竇、眼睛、耳朵和支氣管等部位。

過敏性鼻炎過於嚴重的情況下，氣喘也容易發作，不過只要妥善治療過敏性鼻炎，氣喘就會好轉。正所謂源清流潔，只要好好照護鼻子發炎的問題，鼻子以下的支氣管就會健健康康。有報告指出，進行過敏性鼻炎免疫治療的患者可降低其氣喘發作的機率。

> 如果患有過敏性鼻炎，氣喘發作的可能性也比別人高。

## Q 如果搬到空氣清新的地方，氣喘就會痊癒嗎？

「我是電話客服人員，可是因患有氣喘，常常咳嗽咳得很嚴重，最後只好辭掉工作。因為實在受不了氣喘，而正在苦惱要不要離開都市，搬去空氣清新的山裡。如果搬去空氣清新的地方，氣喘就會痊癒嗎？」

A 氣喘症狀深受環境因素影響。導致氣喘症狀惡化的環境因素中包含懸浮微粒等髒空氣，但是乾冷空氣、激烈運動、感冒、細菌和病毒、壓力、暴露在誘因過敏原中等因素也包含在內。如果患者對花粉過敏，就算灰塵少、空氣品質佳，待在空氣寒冷、花粉多的深山裡反而會讓症狀惡化。

雖然需要空氣品質佳的環境，可是若是真的想澈底改變生活地點，應全盤考量會對自己症狀造成影響的環境因素後再判斷。

如果搬去空氣品質良好的地方，不僅症狀惡化的因素會減少，氣喘症狀也將獲得改善。然而，導致每位患者症狀惡化的因素截然不同，因此必須全盤考量可能會對症狀造成影響的環境因素才行。

## Q 患有氣喘就不能做睡眠內視鏡嗎？

「幾年前確診氣喘後，每天都有使用吸入型類固醇。最近倒是沒什麼症狀，也過得很好，本來健康檢查時想做睡眠內視鏡檢查，可是醫生說我正在治療氣喘，這樣會有危險，所以不建議我做睡眠內視鏡檢查。我以後都不能做睡眠內視鏡檢查嗎？人活著難免會有需要麻醉動手術的情形，該怎麼辦才好？」

**A** 氣喘患者的支氣管對外界刺激很敏感，做內視鏡檢查或全身麻醉時，為了呼吸而插管時可能會使支氣管劇烈收縮，因此假如承受得住，一般內視鏡會比睡眠內視鏡來得更加安全。

不過，如果氣喘症狀控制得宜，也就是說，有持續使用吸入型類固醇，肺功能也正常運作，而且近期症狀沒有劇烈惡化的話，做內視鏡檢查或麻醉時，呼吸道併發症發作的風險就不會太高，這樣就能進行檢查。最好是在氣喘症狀控制得宜的狀態下接受檢查，但是萬一在氣喘症狀控制不佳的狀態下必須進行緊急手術，務必在專科醫院接受麻醉前後的適當治療。

在氣喘症狀控制得宜的狀態下可以做檢查。

## Q 懷孕期間可以使用氣喘藥嗎？

**「我目前懷孕十六週，因為患有氣喘的關係，從很久以前就開始使用吸入型類固醇治療，可是知道自己懷孕後，礙於不放心只好先停藥。最近天氣變冷，我開始覺得胸悶和喘不過氣，好像得繼續使用吸入型類固醇，但是我擔心會影響胎兒，該怎麼做才好呢？」**

**A** 包含吸入型類固醇在內，有些氣喘治療藥物孕婦使用起來相對也較為安全。吸入型類固醇很少被全身吸收，因此幾乎不會傳給胎兒。假如媽媽一直有呼吸困難的問題，以致體內氧氣不足，便會影響胎兒成長，所以懷孕期間一直有氣喘症狀的話，建議使用吸入型類固醇。

假如未使用吸入型類固醇，日後一旦演變成急性氣喘症狀，便有可能得讓孕婦使用安全性未經確認的口服製劑。媽媽的健康就是胎兒的健康，如果有症狀，最好跟懷孕前一樣繼續使用吸入型類固醇治療。

包含吸入型類固醇在內，有些氣喘治療藥物孕婦使用起來相對也較為安全。

## Q 真的找不到慢性蕁麻疹的原因嗎？

**「由於蕁麻疹問題相當嚴重，已經就醫做過各種檢查，但是醫生說我患有原因不明的慢性蕁麻疹。真的找不出原因嗎？還是我應該再做其他檢查呢？」**

**A** 慢性蕁麻疹往往找不到外在因素。首先必須檢視它跟特定食物、藥物或肌膚外用產品等平時經常攝取或接觸的物質是否有關聯性，假如無法從這些外在因素中確認清楚的關聯性，就得重新想一想了。

因為比起食物、環境等外在因素，大多數的慢性蕁麻疹是無法調節免疫細胞活性而自發性產生的。至於自發性蕁麻疹為什麼會突然發作，目前尚未查明原因。

一般而言，這種慢性蕁麻疹的狀態不會一直持續下去，通常約有八〇％在三年之內就會消退。症狀持續且嚴重的情況下，有可以長期服用但沒有太大問題的藥物治療方式，建議向過敏專科醫師諮詢。

慢性蕁麻疹沒有明確的外在因素，通常是自發性產生的，所以不容易找到病因。

## Q 慢性咳嗽治療成效不佳，應該轉院嗎？

「為了治療慢性咳嗽，我跑遍大大小小的醫院，但有的醫院說是鼻炎所致，有的醫院則說是逆流性食道炎所致。可是不管吃什麼藥都無法止咳，該怎麼辦才好？」

**A** 假如咳嗽一段時間了，可是在胸部放射線檢查中卻查無特殊原因的話，將難以找到病因。這時通常會檢查並診斷對藥物的反應，尤其是鼻炎或逆流性食道炎所引起的咳嗽，由於難以透過檢查做出明確診斷，因此，在止咳前一般都會循序漸進的更換各種藥物，並同時觀察反應。

然而，如果經常轉院將難以掌握以前使用過的治療藥物，而且每次都要從頭跑一次測試性的處方流程，往往只會浪費時間和金錢，因此建議在一開始接受治療的地方持續治療就好。經常跟主治醫生討論治療計畫，倘若真的毫無進展的話，有必要針對氣喘或過敏性疾病進行精密檢查，這時請向過敏內科諮詢。

> 慢性咳嗽往往不易治療，需要保持耐心持續接受治療。

## Q 異位性皮膚炎也會傳染給其他人嗎？

「我有異位性皮膚炎，主要出現在脖子、手臂或小腿部位，每到皮膚外露的夏天就會特別在意。不知情的人會一直盯著我看，好像我有傳染病一樣，試圖避免跟我有肌膚接觸，令人難過。異位性皮膚炎不會傳染給別人對不對？」

**A** 異位性皮膚炎跟氣喘或過敏性鼻炎這類過敏性疾病一樣，不是具有傳染性的感染性疾病。感染性疾病是對一般人有害的細菌、病毒等致病物質所引起的；過敏性疾病是塵蟎、花粉、動物毛髮、食物等對一般人無害的物質引起異常過敏免疫反應所產生的。

換言之，是個人特殊體質所造成的，並非會傳染的疾病。以成人來說，異位性皮膚炎有不易治療且慢性化的傾向。由於發病部位會露出來，因此容易被別人發現，搔癢感太嚴重的情況下，可能還會導致憂鬱症、社交恐懼症或有自殺的衝動。

不僅許多人的社會生活因而受到影響，多次經歷治療失敗的過程也會讓人對醫療團隊產生不信任感。不過，目前有在大量研發更好的藥物，而且有許多人陸續擺脫這樣的痛苦了。

> 異位性皮膚炎不是傳染病，是需要持續照護的慢性過敏疾病。

## Q 如果要預防即將誕生的寶寶得異位性皮膚炎，該怎麼做才好呢？

「我有異位性皮膚炎，聽說過敏會遺傳，所以我很擔心會遺傳給即將出生的孩子。異位性皮膚炎有辦法預防嗎？懷孕前後需要注意哪些事項呢？」

**A** 遺傳因素會對過敏性疾病的發生造成影響。據悉，相較於父母雙方皆無異位性皮膚炎，如果父母當中有一人患有異位性皮膚炎，子女有異位性皮膚炎的機率將會高出兩到三倍。

不過，除了遺傳因素之外，環境因素或飲食習慣等各種要因也會帶來複雜影響，因此並不是有家族病史的子女就百分之百會有過敏性疾病。除了不鼓勵服用預防藥物外，如果孕婦本人沒有對食物過敏，也不建議進行特殊的飲食控制。

懷孕期間遠離會導致孕婦本人異位性皮膚炎惡化的因素，為了讓胎兒正常發育，飲食攝取要均衡。諸多報告指出，哺乳能預防過敏性疾病，因此可以的話建議長期哺乳。

> 懷孕期間健康飲食和哺乳，是對孩子最有保障的過敏預防方式。

## Q 異位性皮膚炎一輩子都治不好嗎？

「小孩有異位性皮膚炎，每晚都癢到抓個不停，睡也睡不好。因為實在抓得太頻繁，有時內衣還會沾到血，每回看到都令人心疼。成人也有異位性皮膚炎，難道異位性皮膚炎一輩子都治不好嗎？」

**A** 一般而言，異位性皮膚炎好發於幼年期，症狀也較為嚴重，不過隨著年齡增長會逐漸好轉。如果幼兒期患有異位性皮膚炎，有些人成年後還是會有症狀，但是多數人的症狀隨著長大會慢慢好轉或痊癒。

幼年期症狀嚴重、同時患有氣喘或過敏性鼻炎、有異位性皮膚炎的家族病史、小小年紀就患有異位性皮膚炎等情況下，就算長大了異位性皮膚炎也不見得會改善。

然而情況因人而異，所以不用想得太武斷，出現急性發炎病變時，迅速接受適當治療將有助於預防異位性皮膚炎持續發展。

> 如果不希望幼年期的異位性皮膚炎一路伴隨至成年，從初期開始積極治療與照護相當重要。

## Q 有異位性皮膚炎就不能搓澡嗎？

「小孩有異位性皮膚炎，皮膚不但粗糙，還像有汙垢一樣變得黑黑的，所以常常被人誤會。如果泡在熱水裡再輕輕擦澡，之後狀況就會改善一些，並且立刻恢復到之前的狀態。像這樣經常搓澡可以嗎？」

**A** 異位性皮膚炎是發生在皮膚上的慢性過敏發炎疾病，由於一再發炎會使皮膚逐漸變乾、變厚，肌膚紋路也會變得又黑又明顯，因此會像您所說的一樣，不仔細清洗的話看起來就像汙垢一樣。

心疼之餘也許會想搓澡洗乾淨，可是患有異位性皮膚炎時搓澡是傷害皮膚的最糟手段。即使沒有這麼做，用搓澡巾擦拭脆弱的皮膚也會破壞肌膚的所有保護膜，以致更容易被細菌感染，皮膚也會變得又癢又乾燥。

如果皮膚患有異位性皮膚炎，建議先將低刺激性的肥皂搓出泡沫後再輕輕清洗肌膚，切勿用搓揉的方式。洗澡水應使用不會過燙或過冷的溫水，如果用過燙的水洗澡，會導致末梢血管擴張，並大量釋出會引起發癢症狀的組織胺，這樣反而會使發癢症狀越來越嚴重。

此外，太燙的水會使皮膚屏障受損，讓皮膚變得更乾燥，因此最好用攝氏三十二度至三十四度左右的溫水沖澡或泡澡，然後一天洗一次澡即可。

洗完澡後千萬別用毛巾擦拭身體，而是輕輕拍乾水分，並立刻擦上保濕產品。保濕產品不是越貴越好，挑選使用後不會感到刺痛且沒有副作用的便宜產品，並建議常常擦。

市售的異位性皮膚炎專用產品大部分都含有神經醯胺成分，保濕效果也很出色，因此只要從中挑選理想的產品即可。

切勿搓澡，最好用溫水沖澡或泡澡，然後再擦上大量保濕產品。

## Q 食物過敏會突然發作嗎？

「吃完披薩、義大利麵和沙拉後全身長蕁麻疹，不只血壓下降還喘不過氣。明明以前怎麼吃都沒事，為什麼會突然這樣呢？是我突然又對什麼食物過敏嗎？」

**A** 這屬於過敏性反應，是過敏中有可能致命的全身過敏性休克。為了掌握致病原因，首先必須仔細想想以前是否有對其他食物產生過敏反應。

假如以前對披薩、義大利麵和沙拉沒有反應，但是曾經對其他食物有過敏反應的話，有可能是誘發過敏的食物成分隱藏起來了。

舉例來說，東南亞餐館將花生放在砧板上壓碎後，再用抹布擦一擦砧板，接著直接在該砧板上處理要加進米線裡的洋蔥和豆芽菜等食物，這樣就算米線裡看不到花生，也多少含有花生的成分，所以會引起過敏症狀。

假如以前從來沒有對任何食物過敏，那就是產生新的食物過敏反應。早在很久以前就有過敏體質，但是在某種契機下，人體將特定食物認作是過敏誘發物質（稱之為致敏），日後一旦該食物再次進入體內，便會引起過敏反應。

在食物致敏化之前沒有任何症狀，所以會讓人覺得一切發生得太突然，但是其實事發前身體早已經歷許多準備過程了。

最後需要考量的是食物依賴型運動誘發過敏反應。即使吃了相同的食物，吃完後的二到四小時內如果不運動就不會引起反應，但吃完食物後運動的話就會發作。

食物過敏可能隨時發生，令人防不勝防，尤其是過敏性反應這種危險的反應，務必掌握致病因素並尋求專業治療。

## Q 只要做抽血檢驗或皮膚反應檢測，就能馬上知道是否對食物過敏嗎？

「有時用餐後會起疹子，我懷疑是某幾項食物引起的，所以想要檢查看看。最近社區醫院也有在做過敏抽血檢驗或皮膚反應檢測，只要檢查就能馬上知道是否對食物過敏嗎？」

**A** 跟其他的一般檢查一樣，過敏抽血檢驗和皮膚反應檢測也有偽陽性（實際上沒有引起問題的食物在檢測中呈現陽性反應）和偽陰性（實際上有過敏但檢測中呈現陰性反應）之分。

此外，皮膚反應檢測中所使用的食物試劑跟真實食物多少有些差異，所以單憑檢查結果將難以判斷是否為食物過敏。檢查結果出爐後，首先必須針對呈陽性反應的食物進行確認，看看實際攝取該食物時是否出現過敏反應，也就是確認它是不是真的凶手。

透過詳細詢問患者以前吃該食物時有何反應，或是限制飲食（從飲食中排除的方法）、激發試驗（實際吃吃看的方法）等方法來診斷食物過敏。

比起單憑檢查結果就下定論，建議最好向專科醫師諮詢，然後再確認檢查結果。

## Q 以前有食物過敏，後來某次吃完沒事，以後就能繼續吃嗎？

「我對貝類過敏，幾年前曾因蕁麻疹和水腫而吃盡苦頭，之後就不吃貝類了。最近旅行時不知道食物中含有貝類而吃了下去，卻安然無恙。這樣的話，以後可以繼續吃嗎？」

**A** 如果長期遠離過敏食物，過敏可能會就此消失，可是食物過敏症狀發作不僅只是單純攝取了該食物，攝取當下的身體狀態、運動、飲酒、是否服藥或食物烹煮狀態等因素也會造成各種影響。

即使有過敏，每次吃也不見得會產生相同症狀。有時會出現相當輕微的症狀，讓人幾乎感受不到；有時則會引起極其嚴重的過敏反應。

因此，吃過後沒有症狀無法斷定食物過敏就此消失，必須藉由反覆攝取才能確認，如果日後又再次出現反應的話，以後最好澈底遠離該食物。

假如以前曾出現過敏性反應這種極其嚴重的過敏反應，風險相當高，建議跟專科醫師商討後，再藉由過敏抽血檢驗、皮膚反應檢測或激發試驗進行確認。

不能因為沒有引起反應就斷定食物過敏消失了，需要持續留意及觀察。

## Q 味精也是食物過敏的原因嗎？

「平常吃肉時並無大礙，可是只要一吃到肉乾或香腸這類加工肉品，皮膚就會發癢、起疹子，是食品添加物造成的嗎？」

**A** 比起對肉類本身過敏，更有可能的是對加工肉品中含有的調味料、香料、色素、防腐劑、抗氧化劑、乳化劑、安定劑等食品添加物過敏。

食品添加物的成分中，某物質會刺激體內免疫細胞分泌發炎物質，雖然對一般人不會構成影響，但是對添加物較為敏感的人攝取時會長蕁麻疹、起疹子、發癢，嚴重的話甚至會誘發呼吸困難、腹痛、頭痛、暈眩等症狀。

雖然這些對食品添加物所產生的反應看起來類似過敏，可是它所呈現出的反應機制跟一般的食物過敏原因不同，因此也稱為假性過敏原，難以經由一般的過敏抽血檢驗或皮膚反應檢測加以確認，唯有透過激發試驗等直接攝取的方式才有可能確認。

再者，食品添加物通常是導致患有異位性皮膚炎、慢性蕁麻疹或氣喘等其他過敏性疾病的患者該過敏性疾病惡化的因素。

吃天然食品無妨，可是卻對速食食品或加工食品有過敏反應的話，很有可能是食品添加物所致。

## Q 食物過敏會持續一輩子嗎？

「小時候只要喝牛奶或吃蛋，皮膚就會發癢、起疹子，所以我都不能吃，可是升上國小高年級後，這些症狀就不曾出現了。不久前因鼻炎而做了過敏抽血檢驗，檢驗結果顯示我對塵蟎過敏，不過對食物則一切正常，這樣是否表示食物過敏已經痊癒了？」

**A** 發生在幼童身上的牛奶、蛋、豆類過敏等情況通常會隨著成長而自然消退。假如一再吃了好幾次都沒有異狀，抽血檢驗也沒有出現異常的話，就能視作對該食物過敏的問題已經痊癒。不過，有一〇%至二〇%的人過敏會持續至成年，發生在成人身上的麵粉、海鮮過敏等問題通常不會自然好轉，而會持續一輩子。

此外，如果以前有過敏性疾病的病史，代表身上帶有可能會引起其他過敏性疾病的成因，因此需要多加留意。

發生在幼童身上的牛奶、蛋、豆類過敏等問題通常長大後就會痊癒；發生在成人身上的食物過敏則會持續好長一段時間，因此需要持續留意及照護。

**Q 食物過敏也會蔓延到其他食物嗎？**

**「我從小就有吃蝦子會起疹子和身體發癢的症狀，一個月前開始對螃蟹也出現類似反應，難道食物過敏也會蔓延嗎？」**

**A** 當然，對某一種食物過敏的人也可能對其他食物過敏，不過這種情況是跟原先會過敏的蝦子產生交叉反應所致。交叉反應是指在蛋白質構造相似的各種食物上，發現相同過敏反應的現象，以對蝦子過敏來說，有七五％的機率會在相同的甲殼類，例如螃蟹、龍蝦上出現交叉反應。

牛奶和羊奶是容易產生交叉反應的典型食物，機率高達九〇％以上，因此當然不能讓對牛奶和奶粉過敏的孩子吃羊奶粉。水果中，如果對哈密瓜過敏，有九二％的機率會對西瓜、香蕉和酪梨產生交叉反應。假如確診有食物過敏，應同時確認好會產生交叉反應的食物，然後一併遠離。

對某一種食物過敏的人也可能對其他食物過敏，尤其是有交叉反應的食物，更需要特別留意。

## Q 我對白樺樹花粉過敏，也患有水果口腔過敏症候群，我能吃什麼水果呢？

「打從我國小開始，只要吃到蘋果、水蜜桃、李子這類水果，就會出現嘴唇發癢、舌頭腫脹又刺痛的症狀，所以我不太吃水果。最近因鼻炎越來越嚴重而就醫，醫生說我對白樺樹花粉過敏，同時也對水果過敏。既然這樣，我是不是不能吃水果呢？」

**A** 薔薇科水果如蘋果、水蜜桃、杏子、李子和櫻桃會跟白樺樹花粉產生交叉反應，進而引起口腔過敏症候群，除此之外，對奇異果、草莓、杏仁、栗子、胡桃、紅蘿蔔、芹菜、大豆也會出現反應。

相反的，對香蕉、哈密瓜、香瓜、甜橙、西瓜、葡萄等水果可能比較不會產生反應。最準確的做法就是直接吃吃看，參考上方內容後，可以先吃吃看可能比較沒有反應的水果，然後再確認是否沒事即可。

口腔過敏症候群的症狀會局部出現在嘴巴周圍，無全身性的嚴重反應，只要親自試吃就能進一步確認。此外，持續治療鼻炎等伴隨的過敏性疾病，有助於減輕全面性的過敏反應。

即使患有跟白樺樹有關的口腔過敏症候群，也能吃沒有產生交叉反應的水果。

## Q 過敏高風險寶寶需要遠離母乳嗎？

「我是即將生產的孕婦，從小就有異位性皮膚炎，先生也有嚴重的過敏性鼻炎，所以我很擔心即將出生的寶寶也會過敏。聽說幼兒期很容易對牛奶過敏，那需要遠離母乳嗎？」

**A** 很遺憾的是，父母雙方都患有過敏性疾病的情況下，出生的小孩罹患過敏的機率高達六〇％至八〇％。根據最近的研究結果顯示，出生後初期的環境對於過敏性疾病是否發病相當重要。

不同於患有過敏性疾病的父母所擔憂的，引起過敏性疾病的體質並不會透過母乳傳遞，反倒是母乳中含有能預防過敏性疾病產生且對免疫有益的各種優質成分，因此為了預防過敏，最好盡可能長期用母乳餵養胎兒。

為了預防過敏，用母乳餵養胎兒是最重要的。

## Q 聽說有奶粉可以預防過敏

「我是從小深受異位性皮膚炎困擾的孕婦，第一胎快要出生了，我十分擔心，身邊的人都跟我說羊奶粉比較不會引起過敏，並要我餵寶寶喝。請問真的有幫助嗎？」

**A** 近來有許多媽媽為了預防過敏而試圖餵寶寶喝昂貴的羊奶粉，有些則是寶寶確診對牛奶過敏後選擇羊奶粉當作替代品，但是羊奶粉和一般奶粉的蛋白質構造相似度達九五％。此外，羊奶本身也會引起過敏，所以對於預防過敏完全沒有幫助。

對牛奶過敏的情況下，首先可以考慮換成大豆（黃豆）奶粉，不過對牛奶過敏的小孩中有二五％至四〇％對大豆也會產生反應。碰到這種情形時，可以考慮水解奶粉。

簡單來說，素有過敏奶粉之稱的水解奶粉，是事先將牛奶中含有的蛋白質加以分解的奶粉。只要像這樣將蛋白質分解成小分子，在腸道內就不會引起過敏，消化也會更順暢。

根據水解程度可分為完全水解奶粉與部分水解奶粉，前者用於治療，後者用於預防。那大家也許會認為完全水解奶粉比較好，但缺點是它的味道既苦，價格又昂貴。

羊奶粉對於預防過敏和治療過敏皆無助益。

## Q 如果對金屬過敏，就無法植牙嗎？

「我對金屬過敏，所以不能戴耳環或項鍊等飾品。因為臼齒蛀牙太嚴重，牙醫說拔牙後必須植牙，我這樣也可以植牙嗎？」

**A** 金屬過敏是接觸到金屬的皮膚出現類似濕疹的皮膚炎，皮膚會發癢、刺痛或泛紅，嚴重的話甚至會流湯。鎳是最常引起金屬過敏的金屬，飾品、手錶、銅板等物品皆含有鎳。此外，鉻、鈷、水銀等也會誘發過敏，白金、金、銀則相對安全。

植牙大部分是以鈦當作素材，不僅生物相容性良好，而且幾乎沒有腐蝕和過敏反應等副作用。此外，也幾乎沒有因為對鈦金屬過敏而導致植牙失敗的報告。相當罕見的是，曾有過做完植牙手術後出現類似過敏反應的情形，會這樣是因為植牙過程中含有微量但多樣的金屬（如鎳、鉻、鈷），所以最有可能是對此產生的反應。

即使對金屬過敏也一樣可以進行植牙手術，只是如果術後植牙部位的周圍皮膚炎一再復發的話，務必向專科醫師諮詢。

即使對金屬過敏，一般用於植牙的金屬大多數是安全的。

## Q 對蛋過敏的孩子可以打流感疫苗嗎？

「我家小孩對蛋過敏，聽說流感疫苗製造過程中可能含有雞蛋蛋白質，所以要特別注意。這樣可以打流感疫苗嗎？」

**A** 蛋是幼兒最常見的過敏食物。孩子必須施打的預防接種項目不勝枚舉，整理起來十分費力，如果又聽說疫苗含有雞蛋成分，想必一定會相當傷腦筋。

事實上，製造過程中利用雞的胚胎細胞所培養的MMR（用來預防麻疹、腮腺炎、德國麻疹）、流行性感冒（流感）、黃熱病疫苗會含有微量的雞蛋蛋白質，所以可能會產生過敏反應。

不過，由於疫苗中所包含的雞蛋蛋白質非常少量，因此所引起的過敏反應極其罕見。由於接受預防接種後的好處遠遠大於過敏反應的危險性，所以當然會建議施打預防接種。再者，最近細胞培養的流感疫苗也問世了，就算對蛋有嚴重過敏也能安全施打。

> 即使對蛋過敏也能安心施打預防接種，不過過敏相當嚴重的情況下，建議還是先跟主治醫生商量。

## Q 抗過敏的寢具真的有效嗎？

「包含爸爸、媽媽和兩個孩子在內，我們全家人都有過敏性鼻炎，孩子還患有異位性皮膚炎。孩子被醫院診斷出對塵蟎過敏後，我們真的很認真打掃，可是每到晚上就會為皮膚發癢和打噴嚏所苦，尤其睡覺時一躺在床上症狀就會惡化。抗過敏的寢具真的像廣告說的那樣有效嗎？這點不禁讓我感到好奇。」

**A** 最近隨著過敏疾病的增加，抗過敏的寢具在銷售上也有增加的趨勢，種類更是五花八門。大部分的抗過敏寢具是採用高密度紡織技術製成的超細纖維棉被，利用極細絲線以〇・二微米間隔緊密組織起來，讓會引起過敏的塵蟎無法進入棉被裡。

可是，密度再高的超細纖維布料也無法完全阻止塵蟎通過，原因在於塵蟎依舊可以經由車縫線或刮痕處移動，而且就算塵蟎不易穿透布料組織內部，也不代表這樣就能預防過敏，因為附著在寢具表面上的塵蟎屍體或排泄物照樣會引起過敏反應。

若要避免塵蟎棲息在寢具上，最重要的是定期（建議一到兩週一次）以六十度以上的熱水清洗寢具。

每天抖一抖棉被或用裝有高效率空氣微粒過濾網的真空吸塵器，清掉附著在棉被上的塵蟎屍體，這麼做也有幫助。另外，也可以在陽光普照且沒有懸浮微粒的日子，將棉被放在戶外消毒。

床墊沒辦法經常更換，棲息在其中的塵蟎便會在晚上就寢時爬上來吃人類掉落的角質、頭皮屑，這時若想避免跟塵蟎接觸的話，便可使用抗過敏的防塵套。抗過敏的防塵套跟抗過敏的寢具不一樣，是附加在原有寢具上的覆蓋物，床墊、枕頭、毯子、棉被同時使用抗過敏的防塵套最有效。

如果有人問過敏的人最適合什麼材質的寢具，不會產生靜電、不易刺激皮膚且容易吸汗的純棉材質最適合。

定期用熱水清洗寢具是預防塵蟎的最佳辦法。

## Q 染髮後頭皮會發癢，這樣就不該染髮嗎？

「這輩子完全不知道過敏這回事，最近因為白頭髮越長越多而染髮，起初染髮完的前幾天頭皮有點癢癢的，後來越來越嚴重，這次染髮後臉部和脖子上都起疹子，還跑了急診室一趟。請問我是不是不能染髮呢？」

**A** 染髮後頭皮發癢、長濕疹很有可能是染髮劑成分中的對苯二胺（p-phenylenediamine，簡稱ＰＰＤ）所引起的接觸性皮膚炎，就算不是ＰＰＤ引起的，產品成分中也可能含有過敏原。接觸性皮膚炎會發生在任何年齡層，當皮膚接觸到誘因物質時便會腫脹泛紅。

一開始接觸到後七至十天後會出現症狀並產生致敏化，下次再接觸到時二十四到四十八小時內便會出現反應。最好先治療染髮後引起的皮膚炎，並且不建議日後再染髮。

如果非得染髮的話，可以嘗試更換不同成分的染髮劑，不過還是有可能會出現類似的反應，這點請多加留意。碰到這種情況時，可以跟過敏專科醫師商量，請醫師事先開立常備藥物，必要時立即服用。

> 避免染髮是最佳辦法。如果非得染髮的話，可以謹慎的嘗試跟之前會引起問題的染色劑成分不同的染色劑，同時請專科醫師開立常備藥物，必要時服用將會有所幫助。

## Q 正在治療氣喘的孩子要讀小學一年級了，有什麼特別事項需要請託學校嗎？

「老大出生後一直有異位性皮膚炎的困擾，開始上幼兒園後流鼻水和鼻塞的症狀也越來越嚴重，甚至頻頻咳嗽。經醫院確診為過敏性鼻炎和氣喘後，目前正在治療中。現在準備要讀小學了，有什麼特別事項需要請託學校嗎？」

**A** 假如有會誘發孩子症狀和導致症狀惡化的因素，務必告知學校及班導師，避免孩子暴露在誘因物質中。此外，比起因為有氣喘而對孩子的校園生活加以限制，最好盡可能協助孩子跟其他人一起活動。

如果運動會導致氣喘症狀惡化，可以在體育課前十分鐘預先使用支氣管擴張劑，方便孩子運動。打掃時，相較於容易揚起灰塵的掃地工作，讓孩子用濕抹布打掃可避免氣喘症狀惡化。再者，孩子症狀突然惡化的情況下，必須先採取緊急措施，再聯絡監護人。

務必告知班導師會誘發孩子症狀和導致症狀惡化的因素。

EASY 098

# 過敏解方全書

**你一直忍受的不適，其實是過敏。**
**世界過敏組織指定、首爾九大權威醫生告訴你，如何預防與擺脫。**

作　　者／趙相憲等九位名醫
譯　　者／林育帆
審　　定／顏俊宇
責任編輯／江育瑄
校對編輯／黃凱琪
美術編輯／張皓婷
副 主 編／馬祥芬
副總編輯／顏惠君
總 編 輯／吳依瑋
發 行 人／徐仲秋
會　　計／許鳳雪、陳嬅娟
版權經理／郝麗珍
行銷企劃／徐千晴、周以婷
業務助理／王德渝
業務專員／馬絮盈、留婉茹
業務經理／林裕安
總 經 理／陳絜吾

出 版 者／大是文化有限公司
臺北市 100 衡陽路 7 號 8 樓
編輯部電話：（02）2375-7911
購書相關資訊請洽：（02）2375-7911 分機122
24小時讀者服務傳真：（02）2375-6999
讀者服務E-mail：haom@ms28.hinet.net
郵政劃撥帳號 19983366　戶名／大是文化有限公司

法律顧問／永然聯合法律事務所
香港發行／豐達出版發行有限公司 Rich Publishing & Distribution Ltd
香港柴灣永泰道 70 號柴灣工業城第 2 期 1805 室
Unit 1805, Ph. 2, Chai Wan Ind City, 70 Wing Tai Rd, Chai Wan, Hong Kong
電話：（852）2172-6513　傳真：（852）2172-4355
E-mail：cary@subseasy.com.hk

封面設計／林雯瑛　內頁排版／思思
印　　刷／緯峰印刷股份有限公司

出版日期／2021 年 3 月初版
I S B N／978-986-5548-36-0（缺頁或裝訂錯誤的書，請寄回更換）
電子書ISBN／9789865548537（PDF）
9789865548544（EPUB）

Printed in Taiwan
定價／新臺幣 360 元

國家圖書館出版品預行編目（CIP）資料

過敏解方全書：你一直忍受的不適，其實是過敏。世界過敏組織指定、首爾九大權威醫生告訴你，如何預防與擺脫。／趙相憲等九位名醫著；林育帆譯.
-- 初版. -- 臺北市；大是文化，2021.03
240面；17×23公分. --（EASY；098）
ISBN 978-986-5548-36-0（平裝）

1. 過敏性疾病　2. 保健常識　3. 問題集

415.74022　　109020349